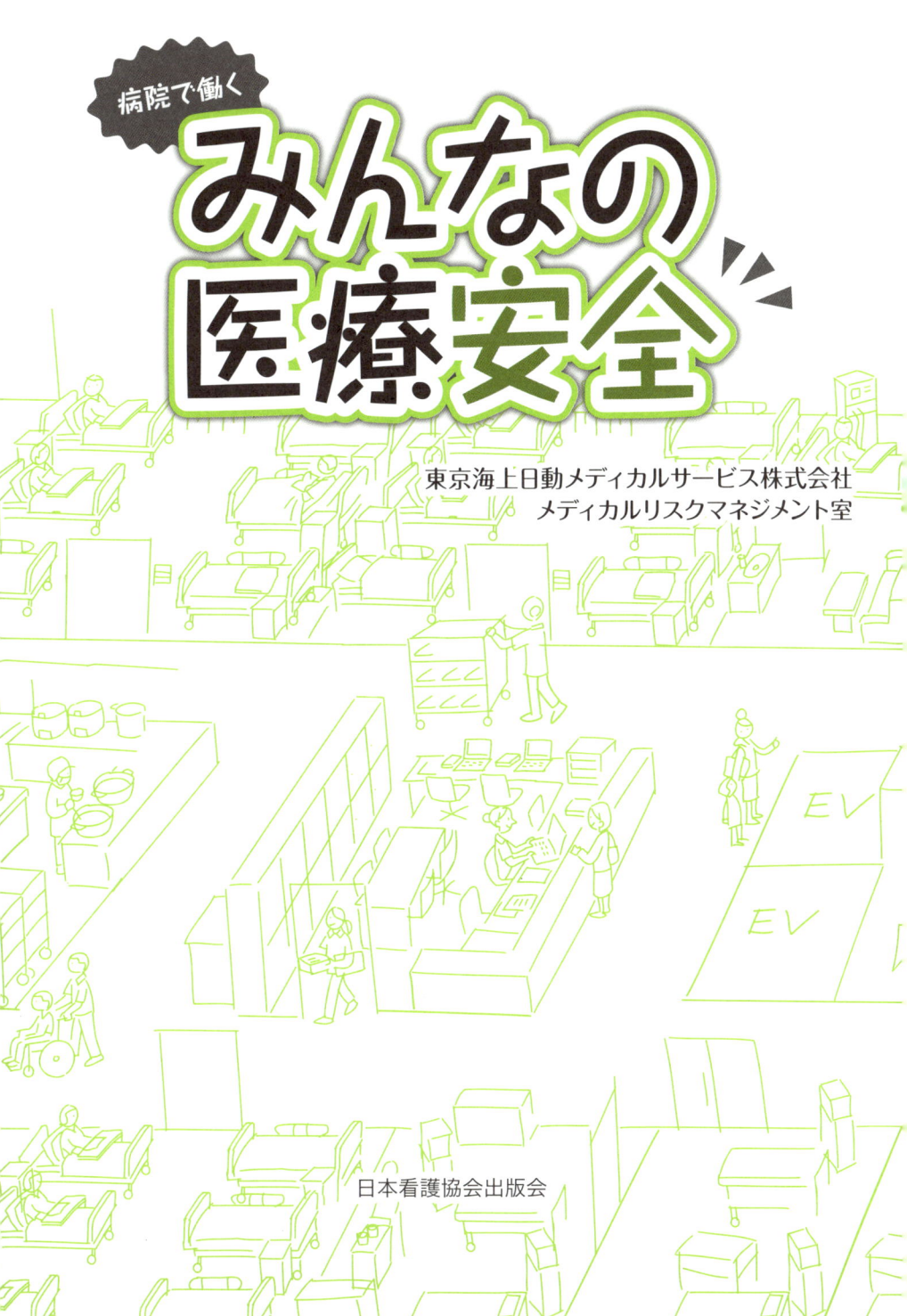

病院で働く
みんなの医療安全

東京海上日動メディカルサービス株式会社
メディカルリスクマネジメント室

日本看護協会出版会

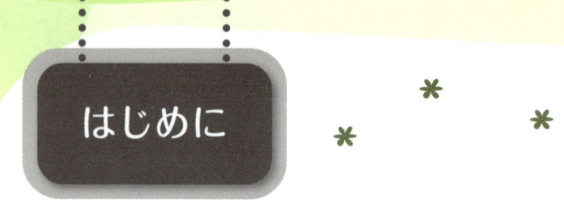

　医療現場では、安全のためにさまざまな職種や立場の人が互いに補い合い、協力し合うことが求められています。

　これまでの医療安全の活動や教育は、医療専門職を対象として、医療行為についての安全対策を行うことが中心でした。しかし、さらなるチーム医療の推進が求められるなか、これからは、直接医療行為にかかわらない看護補助者や事務スタッフなどの補助スタッフを含めた"すべてのスタッフ"が、医療安全への関心を高め、知識を得ていく必要があるのです。本書は、そのお手伝いをするために作られました。

　Part 1 では、これまで医療安全について学ぶ機会が少なかった補助スタッフの皆さんにもわかりやすいように、医療安全の基本的な考え方を解説しました。

　Part 2～Part 4 では、現場で日頃行われている業務ごとに、「どのようなリスクが潜んでいるか」「それを回避するにはどうしたらよいか」をまとめています。起こりがちな事例をたくさん挙げていますので、現場の状況を思い浮かべながら読んでみてください。

　最後の Part 5 では、職種や立場を超えて連携するための、効果的なコミュニケーションの考え方や、そのスキルについて述べています。

　本書は、新人看護師の医療安全学習の導入用教材としてもご活用いただけるでしょう。ここで医療安全の考え方や視点を得ていただいたうえで、各業務については、安全な遂行の根拠となるよう医療・看護の専門知識を深めてください。

また、医療現場にどのようなリスクや安全上の課題があるのかを具体的に書いているので、病院でボランティアとして活動している方や、看護師を目指している学生さん、これから補助スタッフとして働きたいと考えている皆さんにとっても、業務をイメージしやすく大いに役立ちます。

　さらに、Part 2〜Part 4 では、補助スタッフを指導したり教育したりする立場の、看護職のリーダーや医療安全管理者に取り組んでいただきたいことも記載しています。私たちが看護師対象に執筆した『自信がつく！医療安全 My Book』（日本看護協会出版会，2013 年）の姉妹編といえるものですので、特に医療安全担当者には、併せて読んでいただくことをおすすめします。

　医療安全は、"すべてのスタッフ"がそれぞれの立場で考え、実践すべきことです。本書が、医療現場で働く皆さんにとって、医療安全への関心を高め、実践力を向上させるのに役立つことを願っています。

　　　　　2015 年 6 月　東京海上日動メディカルサービス株式会社
　　　　　　　　　　　　メディカルリスクマネジメント室　一同

contents

part 1 医療安全の基本的な考え方　1

1 なぜ全職員が医療安全について学ぶ必要があるのか ……… 2
医療安全の重要性 …………………………………………………… 2
すべてのスタッフに求められる医療安全 ………………………… 3
医療機関が取り組まなくてはならないこと ……………………… 3
医療事故とは ………………………………………………………… 5

2 医療安全の基礎知識 …………………………………………… 8
インシデント報告 …………………………………………………… 8
　インシデントを報告する意義／インシデント報告の書き方
エラーと事故防止 …………………………………………………… 10
　ミステイク／スリップ／エラーの要因となる環境やモノ／5S

3 チームで医療を行うための役割分担の考え方 …………… 16
医療現場で進む役割分担 …………………………………………… 16
業務の明文化と周知 ………………………………………………… 17
"医療行為かどうか"で役割分担を考える ………………………… 18
安全な業務遂行に欠かせない教育 ………………………………… 19
医療専門職と補助スタッフとのコミュニケーション ………… 20

4 ルール／マニュアルづくりと再評価 ……………………… 22
ルール／マニュアルが大切な理由 ………………………………… 22

ルール／マニュアルづくりの注意点 ………………………………… 23
　　再発防止対策の見直し（評価） ……………………………………… 24

⑤ 個人情報の取り扱い ……………………………………………… 26
　　個人情報とその利用について ………………………………………… 26
　　院内での個人情報の適切な取り扱いQ&A …………………………… 27
　　報道事例にみる個人情報の紛失に関する事故 ……………………… 30
　　個人情報を適切に管理するための工夫 ……………………………… 32
　　　個人情報保護に関する誓約書をとる／電子カルテのログ管理

⑥ 研修に参加する意義 …………………………………………… 33
　　医療安全では"100−1＝ゼロ"になる ……………………………… 33
　　研修で得られること …………………………………………………… 34
　　全員が受講できるために ……………………………………………… 35
　　みんなが参加したい研修にするには ………………………………… 36

⑦ 心身の健康管理 ………………………………………………… 38
　　「I'm safe」とは ……………………………………………………… 38
　　予防接種を受けよう …………………………………………………… 39
　　ストレスをためない工夫 ……………………………………………… 40
　　　人に話を聴いてもらう／仕事以外の趣味や楽しみをもつ

part 2 「環境や物品の整備にかかわる業務」の医療安全　45

① 清掃・整頓 ……………………………………………………… 48
② ベッドメイキング・シーツ交換・リネン管理 ………………… 55

part 3 「患者の日常生活の援助にかかわる業務」の医療安全　63

1. 身体の清潔（清拭、手浴、足浴、洗髪） …………………… 66
2. 身体の清潔（入浴、シャワー浴） …………………………… 72
3. 食事介助 ……………………………………………………… 77
4. 排泄介助 ……………………………………………………… 84
5. 移送 …………………………………………………………… 91

part 4 「診療にかかわる周辺業務」の医療安全　101

1. 書類・伝票・データの作成および管理 …………………… 104
2. 診療材料・検体関係の業務 ………………………………… 108
3. 受付業務（受診等の受付・案内・電話連絡） …………… 113

part 5 部署間・職種間の連携　119

1. 安全に業務を行うための情報共有 ………………………… 120
   - 情報共有のしくみづくり ………………………………… 121
   - メモを有効に活用する …………………………………… 122
   - ベッドサイドの手がかり ………………………………… 123
   - 配膳前の短い打ち合わせ ………………………………… 124
   - 患者さんや家族とも情報共有を ………………………… 125

② 職員間の連携のためのコミュニケーションスキル …………126

アサーティブなコミュニケーションのすすめ ……………………126
Ⅰメッセージ …………………………………………………………127
Two-Challenge Rule ………………………………………………128
CUS ……………………………………………………………………129
SBAR …………………………………………………………………130
SBARとは／場面A（皮膚の発赤）の報告／場面B（採血後のしびれ）の報告／SBARの活用

③ 業務改善のためのカンファレンスのもち方 ………………135

テーマの設定 …………………………………………………………136
日時の設定とメンバーの招集 ………………………………………136
事前準備 ………………………………………………………………136
役割決め ………………………………………………………………137
趣旨の確認 ……………………………………………………………137
司会進行 ………………………………………………………………138

研修ツール
1　医療関係者のSNS利用 ……………………………………140
2　ベッドのすき間、大丈夫？ ………………………………142
3　湯たんぽによる熱傷注意!! ………………………………144
4　MRI検査時の安全チェック ………………………………145

コラム
1　なぜ、針刺しや切創時の報告が必要なのか ………54
2　ベッドに潜む危険なすき間 …………………………61
3　入浴、部分浴の効果 …………………………………71
4　お湯の温度の目安 ……………………………………71
5　PTPシートの誤飲 ……………………………………83
6　患者さんも職員も安全な履き物を …………………99

vii

執筆

東京海上日動メディカルサービス株式会社
メディカルリスクマネジメント室

山内 桂子	*Yamauchi Keiko*	主席研究員/医療心理学、医療経営・管理学修士
工藤 千佳	*Kudo Chika*	上席研究員/薬剤師
恩田 清美	*Onda Kiyomi*	上席研究員/看護師、看護学修士
松浦 知子	*Matsuura Tomoko*	主任研究員/保健学修士
青木 孝子	*Aoki Takako*	主任研究員/看護師
本山 和子	*Motoyama Kazuko*	主任研究員/看護師
玉利 英子	*Tamari Eiko*	主任研究員/看護師

東京海上日動メディカルサービス株式会社 メディカルリスクマネジメント室（TMS）とは…

- 1990年代の半ばより、提携診療所を中心に健康診断や診察、検査で発生するインシデントの再発防止策の検討を行い、受診者への対応や説明方法の検討などの支援を行うと同時に全国の医療機関向けの医療安全セミナーを開催。業容拡大に伴い、1998年に現在のメディカルリスクマネジメント室を開設しました。
- 医療安全元年といわれた1999年に発生した、患者取り違え事故や消毒薬の誤注射事故をきっかけに、自治体病院を中心とする医療機関の安全の取り組みを、それらの病院とともに行うようになりました。
- 現在では、全国の医療現場に向けて、医師、薬剤師、看護師などの医療専門職の視点で、また、法律や心理学などの多角的な視点で、医療安全に関するコンサルティング、研修提供等を行っています。

＊東京海上日動メディカルサービス株式会社
　メディカルリスクマネジメント室ホームページ（HSP®）
　https://www.tms-hsp.net/

part 1 医療安全の基本的な考え方

1. なぜ全職員が医療安全について学ぶ必要があるのか
2. 医療安全の基礎知識
3. チームで医療を行うための役割分担の考え方
4. ルール／マニュアルづくりと再評価
5. 個人情報の取り扱い
6. 研修に参加する意義
7. 心身の健康管理

1 なぜ全職員が医療安全について学ぶ必要があるのか

医療安全の重要性

　医療安全は、医療現場では必ず取り組むべき重要なテーマです。このことに反対する人はいないと思います。たとえば鉄道では、乗客を早く快適に目的地に運ぶことと、事故を起こさず安全に列車を走らせることは、車の両輪のようにどちらも不可欠です。それと同じように医療現場でも、患者さんに役立つよい医療を提供することと、患者さんの安全を守ることの両方が常に求められています。

　では、今、皆さんが働く医療現場は、事故が全く起きない100%安全な現場でしょうか？　残念ながらそうではありません。

　1999年に起きたいくつかの医療事故をきっかけに、日本の医療現場では、「事故は起こり得るものだ」ということが認識されるようになりました。それまで医療現場では、「事故は起こしてはならない」という建前だけがあり、実際は現場でさまざまな事故が起きていても、それが隠されてしまうこともあったのです。

　また、事故を経験した人たちは同じ間違いを繰り返さないためにそれぞれの持ち場で努力をしていたとしても、それが、他の職員や他の病院に伝えられることはほとんどありませんでした。そして、そのために、別の病院で同じような事故がまた起きてしまう、という状況でした。

　どんなに患者さんのことを思い、すぐれた技術を使って医療を提供していても、その中で、患者さんを取り違えて手術をしたり、間違った薬

を投与したりする事故を起こしては、医療機関としての役割を果たせているとはいえません。医療現場で働く職員には、事故を少しでも減らす努力が常に求められています。

すべてのスタッフに求められる医療安全

　この本は、医療機関にかかわる"すべてのスタッフ"のための、医療安全の入門書です。

　医療機関では、これまでもさまざまな立場や職種の人が協力し合って患者さんに医療を提供してきましたが、現在のように、高度で複雑な医療が行われるようになると、医師や看護師や薬剤師など専門の免許をもって働く人以外にも、それを補佐したりサポートしたりするスタッフの役割がますます重要になっています。

　ですから、現場の安全を守るためには、特定の職種や部署だけでなく、医療現場で働くすべてのスタッフが医療安全に関心をもち、実践することが必要なのです。

　「自分はメスを握ったり、危険な薬を直接取り扱ったりしないので、医療事故とは関係ない」と思っているスタッフがいるとしたら、それは間違った考えです。医療現場では、一つの書類の受け渡し、一つの材料の準備、一つの検体の運搬といった仕事も、そこでの間違いが事故につながり、患者さんの命に影響を及ぼしかねません。つまり、医療現場では、すべての仕事が安全にかかわっているので、そこで仕事をするすべての人に、医療安全について学んでいただく必要があるのです。

医療機関が取り組まなくてはならないこと

　これから皆さんが何を知り、何をしなければならないかを述べる前に、日本ではこれまで、医療安全がどのように進められてきたかを簡単

> **表1** すべての医療機関に整備が義務づけられている医療安全管理体制
>
> ① 医療に係る安全管理のための指針を整備すること
> ② 医療に係る安全管理のための委員会を開催すること
> ③ 医療に係る安全管理のための職員研修を実施すること
> ④ 医療機関内における事故報告等の医療に係る安全の確保を目的とした改善のための方策を講ずること

(医療法施行規則第1条の11より)

に整理しておきます。

　日本では、1999年に起きた複数の医療事故をきっかけに、医療機関に対して事故を防ぐための取り組みを行うことが求められるようになりました。段階的に法律も整備され、2015年現在では、医療法によって、規模の大小を問わず、すべての医療機関に対して表1に示す安全管理の取り組みをすることが義務づけられています。

　ですから、皆さんの勤務するところが、1000床の大学病院であっても、20床未満の診療所であっても、表1に書かれていることが行われているはずです※。

　まず①の指針の作成です。もし、「医療安全管理指針」を見たことがないという人がいたら、病院には必ず備えられているので一度目を通してみましょう。外来フロアの壁に貼られていたり、ホームページに掲げられている病院も少なくありません。

　②の「安全管理のための委員会って何？」と思う人も、「医療安全委員会」とか「リスクマネジメント委員会」といった名前の会議が、院内で月に1回程度、定期的に開かれていると聞いたことがあるのではないでしょうか？　この委員会で、医療安全に関するさまざまなことを話し合ったり、決定したりしています。

※病床（入院者用ベッド）のない診療所では、たとえば研修は外部で開催されているものの受講でよいなど、一部、状況に合わせた対応でよいとされているが、考え方の基本は同じ。

③の職員研修は、年2回程度、"全職員を対象に"行うことが求められています。業務に関する知識を学ぶための研修であれば、その業務にかかわる職員だけに行うことがあるかもしれませんが、医療安全の研修は、職種や部門を問わず、すべての職員が対象です。医療機関で働く以上、直接患者さんとは接しないという職員も含め、患者さんの安全とかかわらない人はいないからです。

　④では「医療機関内における事故報告等の医療に係る安全の確保を目的とした改善のための方策を講ずること」と書かれています。これは、もし事故やインシデントが起きたら、それを病院の安全管理部門に報告するしくみをつくるということです。皆さんの病院でも、ヒヤリ、ハッとしたことがあったら、「インシデント報告（ヒヤリ・ハット報告）」を提出するようにすすめられていると思います。インシデントやアクシデント（事故）の情報を集めて、それをもとに同じ間違いが起きないように改善をすることが必要だからです。「インシデント報告（ヒヤリ・ハット報告）」の意味については、次の項でさらに検討します。

　医療安全のために求められていることは、今では、多くの医療機関で行われていて、特別なことではありません。ただ、知っていただきたいのは、これらのことを、安全を担当する人だけが行えばよいのではなく、全職員が知り、実践することが大切だということです。

医療事故とは

　皆さんは、「医療事故」というのは、どのようなことだと思いますか？一般には、薬の量を間違って投与したり、左右を間違えて手術をしたり、といったように、医療を提供する中で医療者が何らかのエラーを起こして患者さんに害を及ぼすことが、まず思い浮かぶでしょう。また、「医療事故」を起こすと損害賠償を求められたり、裁判を起こされたりするというイメージをもっているかもしれません。

　実は、**表2**で定義されているように、医療事故とはもっと広い範囲を

> **表2　医療事故・医療過誤の定義**
>
> 1　**医療事故**：医療に関わる場所で、医療の全過程において発生するすべての人身事故で、以下の場合を含む。なお、医療従事者の過誤、過失の有無を問わない。
>
> 　ア　死亡、生命の危険、病状の悪化等の身体的被害及び苦痛、不安等の精神的被害が生じた場合。
>
> 　イ　患者が廊下で転倒し、負傷した事例のように、医療行為とは直接関係しない場合。
>
> 　ウ　患者についてだけでなく、注射針の誤刺のように、医療従事者に被害が生じた場合。
>
> 2　**医療過誤**：医療事故の一類型であって、医療従事者が、医療の遂行において、医療的準則に違反して患者に被害を発生させた行為。

（厚生省（2000）：リスクマネージメントマニュアル作成指針より）

指します。身体的な被害だけでなく精神的な被害も含みますし、患者さんだけでなく、来院した家族や医療者がケガをするといったことも含んでいます。

　また、損害賠償などが問題となるのは、医療者に過失があった場合（医療過誤）のみですが、**表2**では、医療事故は、「医療従事者の過誤、過失の有無を問わない」と書かれています。たとえば、患者さんが一人で歩行中に転倒してしまった場合、これは、医療者のエラーによるものではありませんが、「医療事故」ととらえます。

　つまり、医療事故を、医療過誤も含む広い範囲のできごとと考えて、それらを減らす取り組みを進めていくのが医療安全なのです。

＊

　皆さんの周りに、「パートだから」とか「委託職員だから」と、自分は医療安全に積極的にかかわる必要がないと思っている人はいないでしょうか。けれども、医療現場の仕事は、どんな仕事でも一歩間違えば患者さんの安全を脅かすおそれがあります。本書は、医療現場の仕事の特性を知り、その中でどのように安全を守ればよいのか、その基本とな

る考え方をみんなで共有するためのものです。

参考文献
- 厚生省保健医療局国立病院部政策医療課（2000）：リスクマネージメントマニュアル作成指針.
  http://www1.mhlw.go.jp/topics/sisin/tp1102-1_12.html

医療安全の基礎知識

インシデント報告

　医療現場では、人が何らかのエラー（間違い）を起こしたり、モノや環境に不具合が生じたりして、ヒヤリ、ハッとする事例が起きることがあります。結果として患者さんへの被害が発生しなかった（軽微だった）場合、これらの事例を「インシデント」と呼びますが、前項で述べたように、事故防止の視点から、インシデントを病院の安全管理部門に報告して防止策を検討することが必要です。

　患者さんに重大な被害が及んだ「事故」を報告するのは当然としても、「インシデント」を報告しなければならないのはなぜでしょうか。

🍀 インシデントを報告する意義

　結果として被害がなくても、インシデントが生じたのは、そこに何らかのリスクがあったからだと考えられます。そのままにしておくと、また同じことが発生し、場合によっては大きな事故につながってしまう可能性があります。

　事故につながるようなリスクは、現場で実際に業務を行っている皆さんだからこそ気づくことができるといえます。皆さんがインシデントを報告することによって、現場に潜むさまざまなリスクを他の職員も把握することができるのです。インシデントが報告されない職場は、リスク

がない現場ではなく、リスクに気づく人が少なかったり、見て見ぬフリをしている現場かもしれません。

　<u>インシデントが報告され、インシデントのうちに対策を立てることができれば事故に至らずに済むので、インシデント報告は医療安全のための重要な活動です。</u>とはいっても、自分がかかわったり、何らかの失敗をしたりして発生したインシデントは報告しにくいものです。なかには、報告をしたら自分の評価が下がるのではないか、といった心配をする方もいるかもしれません。しかし、<u>インシデント報告は、個人や所属する部署のマイナスの評価に使われることはありません。</u>むしろ、インシデント報告をきちんと出す人や部署は、リスクへの感性が高く、医療安全の取り組みに協力的だということになります。

　インシデント報告は、事故を未然に防止し、他の職員が同じことを起こさないためにとても重要な情報です。皆さんの病院でも、インシデント報告をもとにマニュアルが改訂されたり、使用するモノが改善されたということはありませんでしたか？　インシデント報告を前向きな活動ととらえ、積極的に提出してください。

🍀 インシデント報告の書き方

　インシデント報告は、報告する人が内容を書き込むものや、決められた項目にチェックを入れるものなど、施設によってさまざまな形式のものが使われています。規定の用紙に記入するほか、電子カルテ上で入力する施設もあります。どのような形式のものであっても、「いつ」「どこで」「何が起きたのか」という事実がわかるように、客観的に書くことが重要です。部署や組織全体の安全を高めるために使うものであり、本人の反省文でもなければ、ほかの人や部署を非難するものでもありません。ですから、「今後、気をつけます」とか「～～の責任だと思う」ということを書く必要はありません。

　また、インシデント報告は誰が書いてもよいものです。もちろん、その事例に直接かかわった人（当事者）が書いてもよいですし、そのイン

シデントに気づいた人が書いても構いません。多職種や複数の人がかかわって一つのインシデントが発生した場合には、かかわったすべての人からインシデント報告書が出されると、より詳しい発生状況がわかります。報告書を受け取った管理者やリスクマネジャーは、重要と思われる事例を優先的に分析し、安全のための改善に活かすことができます。

エラーと事故防止

　インシデントや事故が発生したら、そこで発生したエラーを正しく理解して、再発防止策を立てることが重要になります。エラーを起こしてしまったときに、ただ、「失敗した、次はもっと気をつけよう」と考えるだけでは、エラーを減らすことはできません。どんなエラーだったのかをよく検討して、それを防ぐための対策を立てましょう。
　エラーはいくつかの視点で分類ができますが、ここでは「ミステイク」と「スリップ」の2種類に分類して考えることにしましょう（図1）。それぞれの特性をよく知ることで、エラーや事故の防止策を立てやすくなります。

図1　エラーの種類

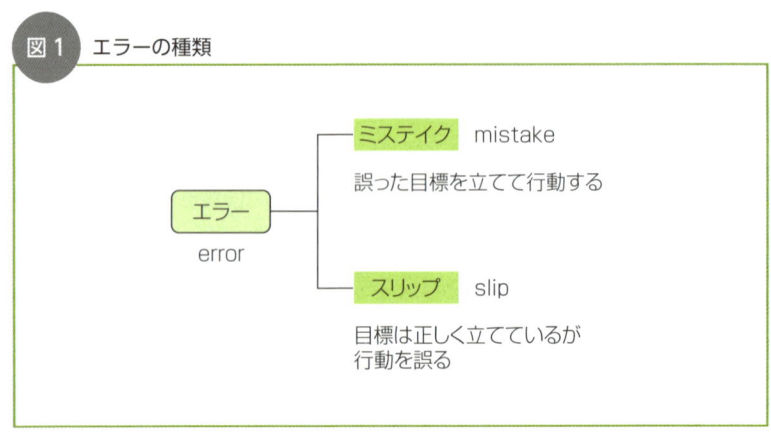

ミステイク

　ミステイクは「誤った目標を立てて行動してしまうこと」です。たとえば、「今日検査があるため食事をしてはいけない患者Aさんに、いつもの時間に朝食を配膳してしまった」というエラーが起こることがあります。これは、「朝食を配膳しよう」と誤った目標を立てたため、「朝食を配膳する」という誤った行為が起きてしまったのです。

　ミステイクは、誤った目標に対して目標どおりに実行されるため、本人がそれを起こしていることに気がつきにくいエラーです。そのためこのようなエラーは、ほかの人が気づいて「間違っていますよ」と伝えないと修正できず、大きな事故につながりやすいといわれています。

　一般的に、知識や経験の少ない新人などはミステイクを起こしやすいといわれています。新人は、「午前中にAさんを検査室に移送する」という指示は受けていても、それを食事と結び付けて考えることができないかもしれません。そのため、「朝食は延食（食事を後で提供すること）にしてください」という指示がないと、通常通り「朝食を配膳しよう」という目標を立ててしまうかもしれません。ミステイクを防ぐためには、最新の情報をきちんと把握することと、業務に必要な知識を身につけることが必要です。

　一方、ベテランになれば情報の不足を知識や経験によって補い、「検査が予定されているから朝食は延食のはず」と判断できるかもしれません。ただし、ベテランになると「前もこうだったから」「いつもそうだから」と、それまでの経験が、かえって誤った判断につながることもあるので油断は禁物です。

スリップ

　スリップは、「目標は正しく立てているが行動を誤ってしまうこと」です。「使用後の汚染された注射針を自分の手に刺した」のは、スリップにあたります。使用済みの針を刺してはいけないことは頭ではわかっ

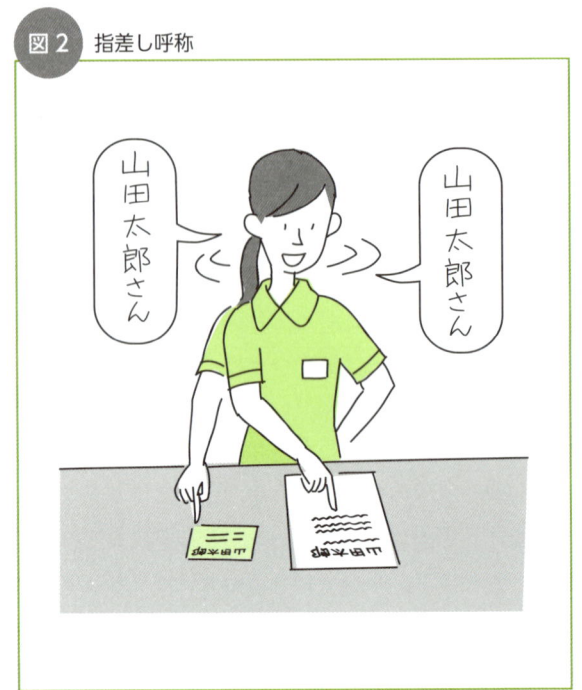

図2　指差し呼称

ていたのに、手元が狂ってしまったのです。

「歩行中に何かにつまずいてよろけてしまった」「エレベーターの『開ける』のボタンを押そうとして『閉める』を押してしまった」などもスリップにあたり、誰でも日常的に経験するでしょう。起こしたとたんに自分で失敗に気づくことが多いエラーです。

スリップは、技術が未熟な場合や、疲れていたり、時間が切迫していたり、ほかにもやらなくてはならないことがある状況（多重課題）などで、今しようとしていることに意識を集中できない場合に発生しやすくなります。

作業に意識を集中するためには、「指差し呼称」（図2）が役立ちます。何かを確認するとき、見るだけでは"見たつもり"になってしまうことがあります。見るものを指で差して、声に出して（呼称）それを読み上

げ、その声を聞くことによって、確認すべきことに意識を向けて正確に把握することができるのです。

🍀 エラーの要因となる環境やモノ

　ここまで、エラーの種類とそれを起こす人間の要因を見てきましたが、エラーを防ぐには、実は人が仕事をする"環境"や使用する"モノ"に注目することが大変重要です。たとえば、水で濡れた床は滑りやすく、どんな人でも転んでしまう可能性があります。スリッパを履いていればいっそう転ぶ可能性が高くなります。「注意して歩きましょう」と言う代わりに、床をすぐに拭いたり、履き物を滑りにくいものに変えたりすることで、転ぶ、というエラーを減らすことができます。

　エラー防止には、人が知識をもち、意識を集中することと同時に、環境やモノをエラーが起きにくい状態にすることが大切です。

　たとえば、これまで、さまざまな医療機関で発生している酸素ボンベと二酸化炭素ボンベを取り違えるという事故について考えてみましょう。急いで患者さんに酸素を投与しようとした看護師が、酸素ボンベだと思って、誤って二酸化炭素ボンベを取り出して準備した、といった事例では、酸素ボンベと二酸化炭素ボンベが同じ場所に区別されずに保管されていたため、取り違えてしまったのです。

　確かにボンベをよく見れば、違いに気づくことができたはずですが、人は慌てているときには確認が不十分になりがちです。エラーが起きたら、エラーを起こしやすい環境ではなかったか？　モノは使いにくくなかったか？　という視点で振り返ってみましょう。

🍀 5S

　安全な環境をつくるためには、5S（ゴエス）の考え方が役立ちます。5Sは、整理、整頓、清掃、清潔、しつけ（または習慣）という、「S」から始まる5つの言葉に沿って環境を整える取り組みです。

13

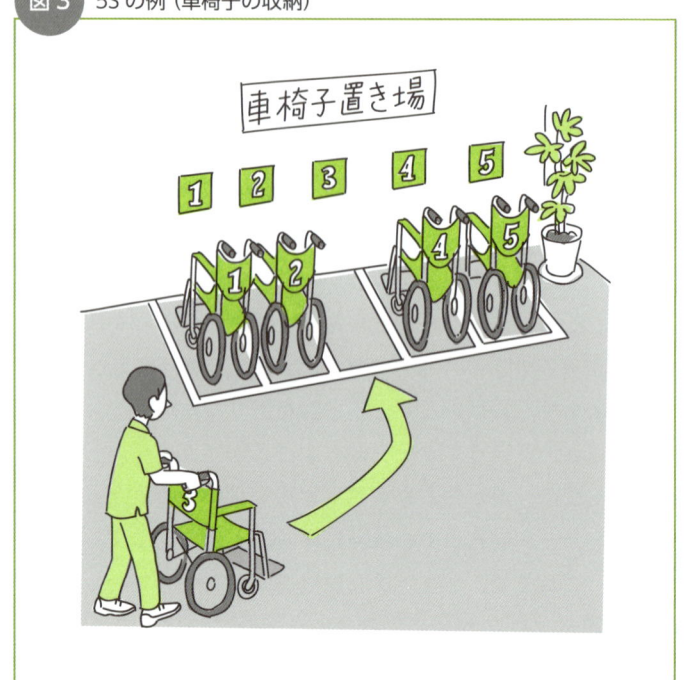

図3　5Sの例（車椅子の収納）

　整理は、不要なモノを捨てることです。皆さんの現場では、使わないものや使用期限の過ぎているものなどが廃棄されず、使えるものと一緒に保管されていないでしょうか。そのために、使うものを取り出すときに時間がかかったり、間違って使用したりすることはないでしょうか。

　整頓は、整理されたものを、誰が見てもわかりやすく、使いやすく保管することです。モノには一つずつ置く場所（定位置）を決め、それがわかるように表示をします（図3）。そして、使ったら必ずそこに戻すことをルールとします。仮置き（とりあえず一時的においておく）や、重ね置き（複数のものを重ねておく）をしないことが重要です。きちんと整頓されていれば、必要なものをすぐに取り出すことができますし、紛失しているものがあったらすぐにわかり、安全で効率的に仕事がで

ます。

　清掃・清潔の重要性は誰にでもわかると思います。医療現場では特に重要です。最後のしつけ（習慣）は、整理、整頓、清掃、清潔を、いつでも誰でも必ず実践できるように、きちんと教育する、あるいは自ら習慣づけるという意味です。せっかくみんなが整頓して置こうとしているのに、一人でもルールを守らない人がいると、効果がなくなってしまうからです。

3 チームで医療を行うための役割分担の考え方

医療現場で進む役割分担

　医療現場の仕事は、さまざまな職種や立場の人たちの協力で成り立っています。医療が高度化・複雑化していることや、高齢の患者さんが増加していることから、最近では、医師や看護師が専門性を必要とする業務に専念できるよう、医療専門職を補助する看護補助者や事務スタッフ（以下、両者をまとめて補助スタッフとする）などが、効果的に役割を担うことが期待されています（**表3**）。

　しかし、患者さんの生命にかかわる現場の仕事であることから、その仕事の中には、医療専門職、つまり医師、看護師、薬剤師などの免許を

表3 チーム医療の推進について

　医療クラークのみならず、看護業務等を補助する看護補助者、他施設と連携を図りながら患者の退院支援等を実施する医療ソーシャルワーカー（MSW）、医療スタッフ間におけるカルテ等の診療情報の共有を推進する診療情報管理士、検体や諸書類・伝票等の運搬業務を担うポーターやメッセンジャー等、様々な事務職員を効果的に活用することにより、医師等の負担軽減、提供する医療の質の向上、医療安全の確保を図ることが可能となる。こうした観点から、各種事務職員の導入の推進に向けた取組（医療現場における活用状況の把握、業務ガイドラインの作成、認定・検定制度の導入等）の実施を検討すべきである。

（厚生労働省（2010）：チーム医療の推進に関する検討会 報告書より）

もった人でなければ行ってはいけないものがあります。一方で、医療専門職の指示や指導があれば、補助スタッフなどが行える仕事、さらに補助スタッフなどが"判断して"行える仕事もあります。

また、たとえばベッドメイキングのように、同じ仕事でも、患者さんの状態によって、看護補助者が一人で行ってもよい場合と、看護師と一緒に行うべき場合とを区別すべきものもあります（p.55参照）。患者さんや家族からの問い合わせ電話への対応も、医療上の判断の必要がないものであれば事務スタッフが担当できます。

このような区分を、医療専門職と補助スタッフの双方が理解したうえで、適切な役割分担を進めることが必要です。また、補助スタッフの個々の状況に合わせて業務の分担を考慮することも重要です。日本看護協会は「看護補助者の職歴や保有資格等はさまざまである。また、医療現場で働くことが初めての者もいる。…（中略）…実際に、個々の看護補助者に業務を分担、依頼する際には、看護補助者の経験等も考慮することが望まれる」[1]と指摘しています。

業務の明文化と周知

医療専門職と補助スタッフが、適切に役割分担をして、安全に仕事を進めるためには、業務基準や業務マニュアルによって補助スタッフの仕事を明文化し、医療専門職と補助スタッフの双方に周知することが重要です。まずは、現場で、どんな仕事を補助スタッフが実施しているのかを洗い出し、それぞれに、誰が見ても迷わずに実施できるように書かれたマニュアルがあるかどうかを確認しましょう。

現場の看護師などから、「助手さんにどこまでやってもらっていいの？」という声が聞かれることがあります。基本的には、**表4**に示されているような"医療行為にあたらない行為"であれば、依頼してよいことになります。部署によって、あるいは看護師個人によって依頼する範囲が異なると、混乱が生じますし、危険です。補助スタッフの業務が明

> **表4** 医師等の医療専門職でなくても可能な業務の例
>
> - 診断書、診療録および処方せんの作成（記載の代行）
> - 主治医意見書の作成（記載の代行）
> - 診察や検査の予約（入力の代行）
> - ベッドメイキング
> - 滅菌器材、衛生材料、書類、検体の運搬や補充
> - 患者の検査室等への移送
> - 書類や伝票類の整理
> - 医療上の判断が必要でない電話の対応
> - 各種検査の予約等にかかわる事務や検査結果の伝票、画像診断フイルム等の整理
> - 検査室等への患者の案内
> - 入院時の案内（オリエンテーション）
> - 入院患者に対する食事の配膳
> - 受付や診療録の準備　　など

（平成19年12月28日医政発第1228001号通知．医師及び医療関係職と事務職員等との間等での役割分担の推進について．http://www.mhlw.go.jp/stf/shingi/2r98520000025aq3-att/2r98520000025axw.pdf に基づき作成）

文化されることによって、看護師は、どの仕事をどのように依頼してよいか、根拠をもって判断できるようになります。

　次に示す「酸素ボンベ」にかかわる業務も、場面によって、看護補助者が実施して構わない場合と、そうでない場合が考えられますので、混乱が生じないためにも、マニュアルを整備しましょう。

"医療行為かどうか"で役割分担を考える

　たとえば、看護補助者は、酸素ボンベのレギュレーター（流量計）の交換をしてよいのでしょうか。また、酸素投与をしている患者さんを移送したとき、帰室時に看護補助者が移送用酸素ボンベから中央配管の酸

素につけ直してもよいのでしょうか。

　いずれも酸素ボンベにかかわる業務ですが、看護補助者が行ってよいかどうかの判断には、「それは医療行為か？」という視点で考えることが必要です。酸素ボンベのレギュレーター（流量計）の交換は医療行為にあたらず、準備行為であるので、看護補助者が業務として実施してよいと考えられます。ただし、臨床工学技士などの指導のもと、レギュレーターが検査済み・調整済みであることの表示の確認方法、レギュレーターの装着方法、流量テストをしてテスト済みであることを表示する手続きなどをマニュアル化しておく必要があります。モノの取り違えや装着不備が生じないように、業務のマニュアル化と教育がなされていれば、看護補助者が行うことのできる仕事です。

　一方、酸素の接続は、「移送」という患者さんを場所的に移動させる行為に含まれるものではありません。酸素マスクや経鼻カテーテルを使用している患者さんについて、移送用酸素ボンベからベッドサイドの中央配管へ接続し直すことは、「酵素投与」という医療行為です。

　看護補助者による接続は、接続後に看護師が酸素流量などを確認するとしても、専門の知識と技能を有しない者が医療行為をしたことに変わりありません。よって、看護補助者が酸素の接続を行うことはできません。

安全な業務遂行に欠かせない教育

　どのような仕事でも、安全に実施するには、手順を覚えるだけでなく、その手順で行わなければいけない根拠や、想定されるリスクなどを知ることが必要です。新しく入職したスタッフでも、一定の知識や技術で実践でき、ばらつきが出ないように、教育体制を整えることが重要です。

　「業務の明文化と周知」（p.17）で述べたように、補助スタッフが行う業務を洗い出したら、それぞれどのように教育をしているか（するべきか）も検討しましょう。

ある病院では、看護補助者の業務拡大を行うにあたって、看護補助者の業務を洗い出して分類し、各業務の実施基準を決めるとともに教育方法も整理して一覧を作成しました。教育は、内容によって、OJTで行うもの、集合教育で行うもの、その両方で行うものとに分類されています[2]。

医療専門職と補助スタッフとのコミュニケーション

　役割を分担して業務を行う場合は、かかわっている人同士の情報共有が重要となります。指示や依頼をする側からは適切な情報提供が、依頼された側からは実施後の報告が不可欠です。また、依頼された人は、依頼された内容が不明確と感じたら、内容や実施手順を依頼者に確認してから業務を実施することです。

　たとえば、看護補助者が、患者さんの排泄や食事の介助など日常生活の援助業務を単独で行う場合、看護師は患者さんの状態に関する情報、ケア時の留意点、観察のポイントなどを伝える必要があります。看護補助者は、業務を通じて得られた情報（皮膚の状態、食事量、患者さんの自覚症状、患者さんの思いなど）を看護師に報告する必要があります。

　また、仕事を依頼したり、されたりするときは、仕事の優先順位について双方で確認をしましょう。看護補助者が、PHSなどで複数の看護師からそれぞれ仕事を依頼される場合があります。依頼する人は、いつまでにしてほしい仕事かを明確に伝える必要がありますし、依頼された人も自分の仕事の状況を伝えて相手と相談をする必要があります。無理をして引き受けることで業務が滞ってしまうかもしれませんし、急いで仕事をすることによってエラーを起こす可能性もあるからです。

管理者の方へ

看護補助者の業務が集中する時間帯があったり、仕事の依頼が重複してしまうことはないでしょうか。そのような場合は、部署の課題として調整のための話し合いをもったり、人員配置を検討したりする働きかけが必要です。

引用文献

1) 日本看護協会（2013）：看護補助者活用推進のための看護管理者研修テキスト，p.8-9．
2) 山口真由美・安藤絹枝・黒田初美（2014）：看護助手の業務拡大への取り組み～師長会ワーキンググループの成果から，看護管理，24(12)，p.1149-1154．

4 ルール／マニュアルづくりと再評価

ルール／マニュアルが大切な理由

　一つひとつの行為が患者さんの健康や命に直結する医療現場の仕事では、エラーを起こしにくい手順をきちんと決めて、それをマニュアルにして、みんなで守ることが重要です。

　「マニュアルどおりに」というと、「マニュアル人間になっていいの？」という声が聞こえてきそうです。確かに、自分の頭で考え、いろいろ工夫することは重要です。また、自分にとってやりやすい手順、というのもあるかもしれません。

　しかし、複数の人が仕事を分担したり引き継いだりして業務を行う医療現場では、人によって仕事の手順が異なることが大きなリスクとなります。たとえば、使用した器具を洗うという業務をするときに、洗浄前と後の器具を置いておく位置が人によって異なると、洗浄前のものを洗浄済みと勘違いしてしまうかもしれません。「洗浄前のものはワゴンの上に置き、洗浄後のものは"洗浄済み"と書かれたかごに入れる」などのルールをつくり、新しいメンバーもそれを見ればルールどおりにできるようにわかりやすいマニュアルにしておく必要があります。

　明文化されたマニュアルがあれば、新人や異動してきたスタッフに対しても、ばらつきなく仕事を教えることができます。また、ルールどおりに行っていないスタッフがいたときには、「ここがマニュアルに書かれていることと違うので、修正してください」と伝えることができます。

皆さんが日頃行っている業務について、明確なマニュアルがつくられていないものがあれば、管理者に伝えたりカンファレンスで提案したりしましょう。

インシデントが発生したときには、その業務について、どのようなマニュアルがあるかをまず調べます。そして、マニュアルが守られていなかったのか、マニュアルどおりにやっていたのに間違いが起こったのかなどを検討しましょう。

ルール／マニュアルづくりの注意点

インシデントが起きて、その再発防止のために新たなルールをつくるときに起こりがちなことの一つは、またエラーを起こしてはいけないと考えるあまり、実際には実行できない「理想論」のルールをつくってしまうことです。そうすると、スタッフも、「どうせ守るのは無理だから」と、結局、誰もルールを守ろうとしない状態をつくってしまう可能性があります。マニュアルが"飾りもの"になっている現場はとても危険です。

そのような状態に陥らないためには、ルールをつくる話し合いに、現場でその仕事をしているスタッフ自身が参加することが重要です。自分たちが日々安全に仕事を行うためのルールですから、人任せではなく積極的にかかわりましょう。そして決まったルールが誰にでもわかるマニュアルになっているかにも関心をもちましょう。

業務の中では、ルールどおりにやろうとしても、必要なモノがそろっていないとか、業務の量と人の配置のバランスがとれていないなどで、実施が難しいことがあるかもしれません。そのようなときは、ルールの見直しも検討しましょう。

なお、可能であれば、ルールは部署ごとにバラバラにつくるのではなく、同じ業務を行っているすべての部署で話し合って統一したほうが安全です。そうすれば、所属部署が移ったり、人が足りない部署に応援に

行ったりしても、戸惑わずいつもの手順で業務を行うことができます。

再発防止対策の見直し（評価）

インシデントの再発防止対策を決めたら、対策の実施状況や効果について、一定期間後に見直し（評価）を行うことが大切です。現場では、対策を決めただけで安心し、本当に効果があったのかの見直し（評価）がされないままになってしまうことが多いものです。しかし、それでは、"飾りもの"のマニュアルが増えるだけで、再発防止ができないことになります。

表5 誤配膳を防ぐための「配膳前打ち合わせ」の実施計画シートの例

対策	「配膳前打ち合わせ」の実施マニュアルを作成	「配膳前打ち合わせ」を各病棟で実施
実施の責任者	看護部の業務担当師長と看護補助者代表者	病棟師長
準備期間（開始～終了）	6月1日～30日	マニュアルをもとに実施方法の周知 7月1日～15日
評価時期	8月20日頃	約3カ月後 （10月15日頃）
評価方法	・実施マニュアルの内容をスタッフが理解しているかを聞き取って確認	・配膳ごとに必ず実施されているかを観察で確認 ・「配膳前打ち合わせ」の効果についてスタッフにアンケート ・誤配膳のインシデント内容を実施前後で比較
評価の結果		

そこで、対策を立てたときに、評価する時期と方法を決めておくことをおすすめします。それらを一覧表にして「実施計画シート」としてまとめておきましょう。

　表5は、誤配膳防止のための「配膳前打ち合わせ」（p.124参照）という新しい対策を実施する場合を想定した「実施計画シート」の例です。対策を決めたときに、表5のように「評価の結果」以外の各欄の内容を決めて記載しておきます。予定した時期がきたら、実施責任者は、その対策がマニュアルどおり実践されているか、その対策は本当に効果があるのかなどを評価します。

　評価した結果、もし効果がないと判断されたら、対策の修正や別の対策の検討が必要となります。

5 個人情報の取り扱い

　医療の現場で取り扱う情報は、個人情報やプライバシーに関する情報（自分が他人に知られたくない情報）あるいは両方の性格をもつものだといえます。個人情報保護の視点、医療者の守秘義務、医療に携わる者としての倫理的配慮のもとに、適切な情報の取り扱いをしましょう。

個人情報とその利用について

　個人情報とは、氏名、生年月日、住所など、これらの情報により個人が特定できる情報のことを示します（表6）。患者さんの個人情報については、病院の業務で想定される利用目的を特定し、院内掲示やホームページなどを利用して公表する必要があります。たとえば、医療サービスの提供、医療保険事務、入院等の病棟管理などが医療機関の利用目的になります。

　これらの利用目的に対して、患者さんから"同意しない"という申し出がない場合は、同意していると見なされ、その範囲内で個人情報を利用することができます。病院が示した利用目的以外での使用や、家族をはじめ本人以外の第三者に個人情報を提供する場合は、個別に患者さんの同意を得ることが必要になります。ただし、表7のように例外事項に該当するものは同意の必要はありません。

表6 個人情報

「個人情報」とは、生存する個人に関する情報であって、当該情報に含まれる氏名、生年月日その他の記述等により特定の個人を識別することができるもの（他の情報と容易に照合することができ、それにより特定の個人を識別することができることとなるものを含む。）をいう。

（個人情報保護法第2条第1項より）

表7 第三者提供の例外事項

① 法令に基づく場合
　例）警察等の捜査機関の行う照会など
② 人の生命、身体または財産の保護のために必要な場合で、本人の同意を得ることが困難な場合
　例）災害時など、緊急に家族等に情報提供する場合
③ 公衆衛生の向上や児童の健全育成のために必要とされる場合で、本人の同意を得ることが困難な場合
　例）児童虐待事例についての関係機関との情報交換など
④ 行政機関に協力する必要がある場合
　例）統計法の規定に定める一般統計調査（国民栄養調査や消費動向調査など）に協力する場合

（個人情報保護法第16条第3項に基づき作成）

院内での個人情報の適切な取り扱い Q&A

ここでは、個人情報の具体的な取り扱いについて、5つのQ&Aをもとに確認していきましょう。

Q1 外来や検査室などで患者さんの氏名を呼び出していますが、問題ないでしょうか？

A1 外来や検査室などで、患者さんの氏名を呼び出したり、患者さんに名乗っていただいて本人確認をすることは、取り違えを防ぎ安全

な医療を提供するために必要なことです。これらは個人情報保護法の例外事項（**表7**の②）に該当しますので、問題ありません。しかし、なかには受診していることを他人に知られたくないという患者さんもいるので、あらかじめ、「間違いを防ぐために、外来での氏名の呼び出しを行っていること」を示し、氏名の呼び出しを望まないと申し出た患者さんには、番号の呼び出しで対応するなどの方法をとる必要があります。

　病室の入り口やベッドに患者さんの氏名を掲示することも、同じように考えることができます。

＊

Q2 患者さんが来院しているかなどを電話で尋ねられたら、答えてもよいでしょうか？

A2 個人情報を第三者に提供する場合は、本人の同意が必要です。基本的には、患者さんの同意が得られていない場合は、家族や親族、勤務先の上司や同僚、通学先の学校などからの問い合わせであっても、回答することはできません。面会者から病室を尋ねられた場合も同様に、患者さんの同意がなければ教えることはできません。

　また、患者さんから「〇〇には話してもよい」と同意を得ている場合でも、電話の相手が、患者さんが教えてよいと同意を得ている本人なのかを確認する必要があります。あらかじめその人を確認する方法を決めておくことが必要です。

＊

Q3 カルテを運搬するときの注意点は何かありますか？

A3 カルテをはじめ、患者さんの氏名が書かれた書類などを運ぶ際には、ほかの患者さんや来院者から患者氏名が見えないように配慮する必要があります。運搬専用の不透明なケースで運ぶことをルールにするとよいでしょう。運搬専用のケースを用いることで、患者さんの個人情報が含まれた書類を運んでいるという意識をもつことができま

すし、万が一、ほかの患者さんの病室に置き忘れてしまったとしても、不透明なケースに入れることで、中の情報が見えにくくなります。また、運ぶ途中で書類が落下して、それらが紛失した場合、患者さんの個人情報が漏れてしまう可能性があります。たくさんのカルテや書類を運ぶ際には、フタ付きのケースを使うことをおすすめします。

＊

Q4 Ａ診療所から紹介状を持参して受診した患者さんについて、ファクシミリを使ってＡ診療所と診療情報のやりとりをしてもよいでしょうか？

A4 病院が公表している個人情報の利用目的に「診療サービス上必要となる、他の医療機関との連携」が含まれていて、患者さんが同意しない旨を申し出ていなければ、ファクシミリを使用できます。ただし、誤送信による個人情報の漏えいが生じる可能性もありますので、誤送信対策が必要です（**表8**）。もし誤送信をしてしまった場合は、速やかに部門の責任者に報告し、送信先に連絡して廃棄してもらう、または、送信先に出向いて回収するなどの早急な対応が必要です。

表8 FAXの誤送信対策の例

① あらかじめ番号を短縮登録し送信する（番号の手動入力間違いによる誤送信防止）。
② 短縮登録の"メンテナンス責任者"を任命し、定期的に登録番号の見直しを行う。
③ テスト送信し、受取確認した後、リダイヤル機能を使って個人情報を含む情報を送信する。
④ FAXは必ず2名で送信する。一人がダイヤルし、もう一人が番号を確認する。
⑤ 個人情報の管理者が、毎日FAX送信記録を確認する。

Q5 日常業務において、個人情報の取り扱いで気をつけることはありますか？

A5 業務中にとるメモには、患者さんの個人情報が含まれている場合があり、紛失、置き忘れなどのトラブルにより、個人情報が第三者の目に触れてしまう可能性があります。必要なくなったメモは、速やかにシュレッダーで処分するよう心がけましょう。また、清掃時などに患者さんの個人情報を含むメモを拾ったら、そのまま一般のゴミ箱に廃棄せずに、決められた部署（担当者）に届けましょう。

廊下やエレベーター内での職員同士の情報のやりとり、あるいは院外での食事のときの会話などからも、患者さんの個人情報やプライバシーにかかわる情報が漏れてしまう可能性があります。職員は会話の場所を常に意識する必要があります。

患者さんにかかわる情報を職員が不用意に話しているのが聞こえると、当該の患者さんや家族でなくても不快に感じ、職員や医療機関への信頼が損なわれます。また、SNS（ソーシャルネットワーキングサービス）での話題についても注意が必要です（**研修ツール1**〔p.140〕参照）。

報道事例にみる個人情報の紛失に関する事故

医療機関における個人情報の不適切な取り扱いに関連する事例が報告されています。以下に、新聞やテレビでの報道例をいくつか紹介し、事例の解説を加えます。

事例1 A病院で、約9000人の個人情報を保存したノートパソコンが紛失した。病院1階の医療相談窓口で使用していたが、午前10時半頃、相談員が部屋を数分離れたすきに盗まれた可能性が高い。部屋は無施錠だった。

事例の解説 病院内であっても紛失や盗難は起こり得ることなので、個人情報が保存されたパソコンやUSBメモリを取り扱う際に、担当

者がその場を離れるときは、保管する引き出しや部屋の鍵をかけるなどの対応が望まれます。また、少しの間だからといって、個人情報を保存したパソコンをロビーや廊下に置いたままにしたり、USBメモリをポケットに入れ持ち歩くことは、個人情報の紛失につながるという認識をもちましょう。

＊

事例2 B病院は、入院患者延べ1万6810人分の個人情報が入ったUSBメモリを紛失したと発表した。USBメモリは医事課職員の私物で、国への届け出書類の作成を自宅で行うために病院の端末からデータをコピーして保存していた。病院の内規では、私物のUSBメモリへの保存や外部への持ち出しは禁止されていた。

事例の解説 病院の規定を守らず個人情報を紛失してしまった事例です。多くの病院では、個人情報の紛失や漏えいを防止する安全対策として外部への持ち出しを禁止していますので、事例2のような業務を自宅で行うことは適切ではありません。

また、個人情報を取り扱うパソコンやUSBメモリは、ウイルスチェック機能が付いたものや、パスワードを入力しないと使えないといったセキュリティ対策が必要です。そのため、十分なセキュリティ対策ができているかを病院が感知できない私物のパソコンやUSBメモリは、使用が禁止されているのです。病院では、個人情報を安全に使用するための規定を設けていますので、これらを守り、適切な管理のもと個人情報を取り扱うことが必要です。

＊

事例3 C病院で4人分のカルテが誤ってゴミとして回収、焼却された。一時的にカルテを入れる箱がゴミ箱近くの床に直接置かれていて、看護師がそこにカルテを入れたまま帰宅した。清掃業者がこのカルテをゴミと勘違いし回収、その後焼却された。翌日、血液検査の結果を貼り付けようとしたところ、カルテがなく紛失が発覚した。

> **事例の解説** 一時的であっても、カルテのような重要書類の置き場所がゴミ箱近くの床となっているのは問題です。また、清掃業務は、病院職員がいない診察後の時間帯に行われることが多いものです。清掃スタッフが誤って廃棄することがないよう、「カルテなどの重要書類の置き場所を机上に固定する」「廃棄物を置く場所を明確にする」「廃棄物だとわかる表示をする」などのルールづくりが必要です。

個人情報を適切に管理するための工夫

個人情報保護に関する誓約書をとる

「個人情報保護に関する誓約書」を作成し、職員に提出してもらいます。誓約書には、病院の個人情報保護規定に基づき、何をどのように取り扱うのかを具体的に記載します。このような誓約書を提出することは、職員が個人情報の適切な取り扱いの必要性を認識するよい機会となります。また、誓約書には、在職中だけでなく、その業務にかかわる職を退いた後も、業務上知り得た個人情報を正当な理由なく第三者に提供したり、目的外の使用をしないという内容も盛り込みましょう。

電子カルテのログ管理

ある病院で、看護師が患者さんの電子カルテを不正に閲覧したとして訓告処分されました。病院が不正閲覧の調査を実施した際、閲覧履歴から発覚したとのことです。看護師は、「患者が知り合いだったので、興味があった」との理由で、担当ではない患者さんの電子カルテを閲覧したようです。閲覧履歴の抜き打ち的なチェックやログ管理をしていることを職員に知らせて、不正に電子カルテを閲覧しないよう、職員への意識づけをすることも必要です。

6 研修に参加する意義

医療安全では "100 − 1 ＝ゼロ" になる

　Part1-1（p.5）で述べたように、医療機関では年2回程度の医療安全研修の実施が義務づけられています。これらの研修は、職種を問わずすべての職員が対象です。つまり、その病院の職員であれば、誰もが医療安全研修を受けなければならないということです。

　では、なぜこのように医療安全の研修が重要だとされているのでしょうか。医療現場では、チームで役割を分担したり、引き継いだりして仕事を行っているため、一人ひとりが「個人として間違わないように気をつける」というだけでは、安全を守ることができません。本書で示しているような、医療安全に関する基本的な知識や意識をすべての職員がもつことが必要です。

　たとえば、患者さんが廊下で転倒してけがをする、という事故を防ぐためには、廊下につまずくおそれのあるものが放置されたり、床が濡れたままにならないように職員全員が気を配ることが必要です。100人のうち99人が転倒防止に高い意識をもっていても、たった一人、水をこぼしたときに後で拭けばいいと考える職員がいれば、転倒事故が起こる可能性が高まります。また、誰か一人が「大丈夫だろう」と患者確認を怠ったことで、間違った患者さんに手術や検査が行われてしまう可能性があります。

　つまり、100人中の1人が知識不足だったり、ルールを守らなかった

りすると、100 − 1 = 99 で、「99％は安全」となるのではなく、100 − 1 =ゼロで、大変危険な状態になってしまいます。すべての職員が医療安全研修の対象であるのは、全員の知識や意識を高めることが必要だからです。

　ただし、すべての職員を対象とした研修では、場合によっては、自分の今の仕事に直接かかわることではない、という内容が含まれるかもしれません。そんなときも、「自分には関係がない」と考えるのではなく、病院ではどんなことが起きているか、他部署ではどんな課題があるのか、と興味をもって参加してみてください。

研修で得られること

　医療安全は、日本では 2000 年頃から取り組みが始まったばかりの、新しい分野です。この 15 年で、制度も変化していますし、新たに現場に導入された器具や機械もあります。皆さんの勤務している病院でも、マニュアルが改訂されたり、新しいマニュアルがつくられたりしているでしょう。医療安全に関する最新の情報を知り、内容をきちんと理解する場として、研修は重要な意味があります。たとえば、5 年前に熱心に学習して多くの知識を得た人でも、その後に出された新しい情報は把握できていないかもしれません。新しい情報は、安全管理部門から「医療安全ニュース」などとして発信されているかもしれませんが、研修の場では、なぜそれが大事なのか、ということも含めてより深く理解できるでしょう。

　研修に参加するもう一つの意義は、多くの人が同じ場を共有して、同じ学びを得られるということです。たとえば、「安全上、気になる点は職員間で立場を超えて遠慮なく率直に伝え合う」というのは、医療安全のために大変重要です。ただ、自分は率直に伝えたいと思っても、相手がどう感じるだろうか、とためらうこともあるでしょう。しかし、職員全員が一緒に「安全のためには、少しでもおかしいと思ったら相手に伝

えることが大切だ」という考え方を研修で学び、共有できていることがわかっていれば、ずっと伝えやすくなるはずです。

　さらに、医療現場では、多くの人が役割を分担したり、引き継いだりして仕事を行っているのに、意外とほかの職種や部門の人と顔を合わせる機会は少ないものです。部署ごと、職種ごとの研修だけでなく、他部署、他部門の人たちと一緒に学ぶ研修の機会はとても貴重です。他職種の職員も参加する研修に出席して、互いの仕事について理解したり、同じ病院の職員同士という意識をもつことは、チームで安全に仕事をするための信頼関係を築くことにつながります。

　医療安全については、自分で書籍やインターネットなどを活用して学べることもありますが、上記のように研修に積極的に出席して、さまざまな立場の職員から情報を得たり、意見を交換したりしましょう。

全員が受講できるために

　入院患者のいる病院では、24時間365日、業務が継続されているため、ある時間帯にすべての職員が一斉に研修を受けることは不可能です。また、家庭の都合、雇用のかたちなど、さまざまな事情で研修に参加しにくい、という方もおられると思います。

　全員参加のために、次のような研修開催の工夫をしている病院もあります。これらを参考にして、受講者の立場からも、研修を企画する担当者に要望を出してみましょう。

①勤務状況によって都合のよい日時を選べるよう、同じ内容の研修を複数回開催する。
　病院内の職員が講師を務める場合は、同じ内容の研修会を、30分程度の短い時間で3〜4回開いている病院もあります。また、複数回開くときには、曜日や時間帯を変えて企画することも一案です。

②できるだけ早く研修会の年間計画を立て、職員に知らせる。
　年間の予定がわかっていると、それに合わせてシフトの調整をしやすくなります。

③研修会をビデオで撮影し、参加できなかった職員が視聴できるようにする。
院内用のホームページなどに映像を載せて、いつでも好きなときに視聴できるようにしたり、研修会後に上映会を複数回開くのもよいでしょう。
④委託職員については、業務委託している企業と、医療安全研修の受講を含めた契約をする。

みんなが参加したい研修にするには

　研修参加が重要だといわれても、参加したいと思えない場合もあるかもしれません。逆に、日々の業務に役立つ実感がもてる研修であれば、忙しい中で時間を割いてでも参加したくなるものです。

　たとえば、技術にかかわる内容は、講義を聞くだけでなく、使用する物品などを用意して取り扱いながら学ぶと理解しやすくなります。また、災害時や患者さんの急変時の救助・連絡についての研修などでは、仮の場面をつくり、誰がどういう役をやるかを決め、実際に身体を動かしてとるべき行動を演じてみる演習（シミュレーション）をするとよいでしょう。マニュアルの内容を知っているだけでは、緊急時に実践することは難しいからです。

　また、講義型の研修でも、講義の後に短時間、小グループで話し合いの時間を設けて感想や疑問点を出し合うといった工夫をすると、理解を深めるのに役立ちます。

　ある病院からは、派遣・委託職員を対象とした医療安全研修を、講義だけのものから、ゲームや話し合いを含めた参加型で行うものに改善することで成果が上がった、という報告がされています[1]。図4のようなワーク型研修も、効果があるでしょう。

　研修を企画する担当者も、どういう内容なら職員に興味をもってもらえるか、研修参加率を上げられるか、と日々頭を悩ませていますので、受講者側から、「こんな研修がよい」と要望を出すと、喜ばれるのではないでしょうか。

図4 ワーク型研修の発表風景

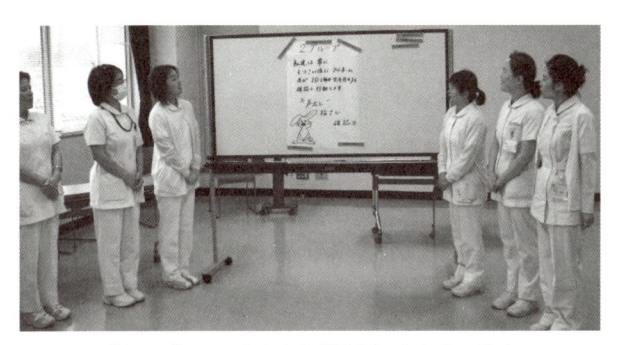

グループワークの内容を模造紙にまとめて発表

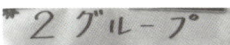

富士宮市立病院では、看護補助者、看護秘書の研修でグループワークを行っています。発生した事例をもとにロールプレイしたうえで、自分たちで事故防止対策を検討し、グループごとに発表します。

引用文献
1) 宮崎浩彰（2014）：派遣・委託職員を対象とした医療安全研修の改善，患者安全推進ジャーナル，No.36，p.50-53.

7 心身の健康管理

「I'm safe」とは

　どんな職場でも、安全に業務を行うには、働く人々の心身が健康でなければなりません。それを知るための「I'm safe（私は安全です）」という言葉があります。I、M、S、A、F、Eの6つの頭文字で表される項目（表9）について、安全に仕事ができる状態かを自分自身で点検する習慣をつけましょうという意味です。

　パイロットは、離陸する前に、これを使って自己チェックをするのだそうです。最近日本でも注目され始めた「チームステップス（Team STEPPS）」※という医療安全の取り組みの中でも、このチェックリストで自己チェックをしましょうと呼びかけられています。

　確かに、風邪で頭がボーっとした状態で、伝票などの細かい文字を読む仕事をすると、見間違いなどのエラーを起こす可能性が高くなります。また、自分がストレスでイライラした状態では、落ち着いて食事介助ができないかもしれません。責任をもって安全に仕事をするために、自分自身の状態に関心をもつことが重要です。

　もっとも、「少し疲れ気味だな」と感じても、その日にすぐ仕事を休むというわけにはいかないかもしれません。けれども、「私は今日、少

※チームステップス：アメリカの病院で始められた活動で、病院にかかわるすべての人のチームワークを向上させることによって医療安全を推進する取り組み。

表9　「I'm safe」のチェックリスト

I = Illness（病気の徴候はないか）
M = Medication（薬を飲んでいるなら、その影響は出てないか）
S = Stress（ストレス過剰になっていないか）
A = Alcohol and Drug（酒や薬物の影響はないか）
F = Fatigue（疲れすぎていないか、休養はとれているか）
E = Eating and Elimination（食事はとったか、排泄は快調か）

し集中しにくい状態だ」と自覚していれば、いつも以上に慎重に確認したり、ほかのスタッフに念のための点検を依頼したりできます。

なお、感染症にかかっている可能性がある場合などは、ほかの職員や患者さんに感染させた場合の影響の大きさを認識して、ためらわずに受診したり休んだりすることも医療現場で仕事をする人としての責任です。

予防接種を受けよう

医療機関に勤務する職員については、「感染症をうつさない／うつされないために、予防接種で防ぐことのできる疾病に対して、免疫をもつ必要がある」という考えのもと、B型肝炎・麻疹（はしか）・風疹・水痘（みずぼうそう）・ムンプス（おたふくかぜ）の抗体検査やワクチン接種が多くの医療機関で実施されています[1]。対象者は、事務職・医療職にかかわらず、その医療機関を受診する外来患者および入院患者と接触する可能性のある常勤、非常勤、派遣、アルバイトの職員すべてを含みます。

また、インフルエンザ予防のために、手洗いとうがいの実施とともに、積極的なワクチン接種がすすめられています。

結核については「感染症の予防及び感染症の患者に対する医療に関する法律」[2]に基づいて対応されています。職員は感染症法第53条の2

に基づく定期健康診断が義務づけられるので、必ず定期健診を受けましょう。その他、咳や微熱が続く場合は、必ず受診しましょう[3]。

ストレスをためない工夫

　医療現場の仕事は患者さんの命や健康にかかわることから、やりがいも大きいけれど、責任が重く緊張を強いられます。また、患者さんや家族という「人」をサポートする仕事は、自分のペースで仕事をするのではなく、常に相手に合わせることが必要です。さらに、人手が不足して多忙な現場が多いのも医療現場の仕事の特徴で、このような中で、働く人のストレスが大きくなる可能性があります。

　適度なストレスは、人を成長させる効果をもつといわれていますが、過剰なストレスは心身の健康を損ないます。次のような方法で、ストレスをためない工夫をしましょう。

人に話を聴いてもらう

　仕事で困っていることなどは、自分だけで抱えず、信頼できる人によく聴いてもらいましょう。話したからといって簡単に解決できないことも多いでしょうが、話すことで自分自身の考えや気持ちが整理されます。

　ただし、患者さんにかかわる話は、病院の外では行わないことが重要です。また、院内でも場所をよく選び、患者さんや家族の耳に入らないように留意します（p.30のQ5参照）。

仕事以外の趣味や楽しみをもつ

　休日は、趣味やスポーツなどをする時間をもち、少し仕事から離れましょう。休日を、身体を休めることだけに使うよりも、仕事とは違う活動を適度に行うほうが、疲労を回復できるといわれています。仕事以外

のことを勉強するのもよいでしょう。

　アルコールやショッピングなどで気分転換をしている人もいると思います。ただ、これらは過度になるとかえって健康を悪化させたり、費用がかさむなど別のストレスが生じる可能性があるので気をつけましょう。

引用文献

1) 一般社団法人日本環境感染学会（2014）：医療関係者のためのワクチンガイドライン，第2版．
http://www.kankyokansen.org/modules/news/index.php?content_id=106
2) 感染症の予防及び感染症の患者に対する医療に関する法律
http://law.e-gov.go.jp/htmldata/H10/H10HO114.html
3) 厚生労働省（2014）：結核院内（施設内）感染対策の手引き　平成26年版．
http://www.mhlw.go.jp/file/05-Shingikai-10601000-Daijinkanboukouseikagakuka-Kouseikagakuka/0000046630.pdf

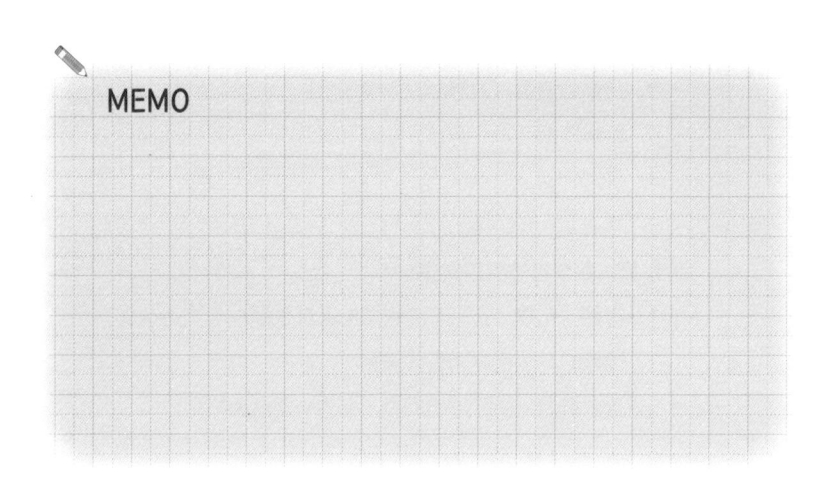

MEMO

Part 2〜Part 4 に入る前に…

　「Part 1」をお読みくださった皆さん、医療安全の基本的な考え方について、ご理解いただけたでしょうか？

　さて、次項からは、病院内で行われているさまざまな業務のうち、近年、業務の分担が進んでいるものを個別に取り上げ、「安全」の視点から考えていきましょう。

　繰り返しになりますが、本書は、病院内で働く"**すべてのスタッフ**"に読んでいただくためにまとめたものです。特に、看護補助者や事務スタッフ（以下、補助スタッフ）の方々には、それぞれの業務に潜むリスクについて、改めて意識を向けていただきたいと思います。

　そこで本書では、院内で行われている業務を下記のように分類しました。

- **環境や物品の整備にかかわる業務**
  1. 清掃・整頓
  2. ベッドメイキング・シーツ交換・リネン管理
- **患者の日常生活の援助にかかわる業務**
  1. 身体の清潔（清拭、手浴、足浴、洗髪）
  2. 身体の清潔（入浴、シャワー浴）
  3. 食事介助
  4. 排泄介助
  5. 移送
- **診療にかかわる周辺業務**
  1. 書類・伝票・データの作成および管理
  2. 診療材料・検体関係の業務
  3. 受付業務（受診等の受付・案内・電話連絡）

Part 2〜Part 4 では、これら 10 種の業務について、次の項目で解説していきます。
　まず、 どんな業務？ として、新人スタッフにもわかるように業務内容を紹介します。
　次に、その業務に関連して起こった過去の インシデント・アクシデント事例 をいくつか報告します。これらの事例は、日本医療機能評価機構の発表したものや、報道事例、私たち TMS のメンバーの経験に基づいて構成しています。
　さらに、 安全な遂行のためのポイント・留意点 として、業務遂行の際に知っておかなければいけないことを、安全の視点からまとめました。現場でこれらの業務を担うチームの皆さんが、安全な業務遂行のために話し合う手がかりとしても活用していただけると思います。医療専門職と補助スタッフの双方の視点で、個々の業務の見直しを行ってください。
　最後に、 医療安全管理者／看護職のリーダーの皆さんへ として、病院の医療安全管理者の立場で、あるいは、補助スタッフに対して業務を指示したり教育・研修を行ったりする看護職などの立場で、検討していただきたいことを挙げました。おすすめの参考資料も紹介していますので、安全のための院内体制の整備、マニュアルづくり、教育・研修の実施などに役立てていただければと思います。
　なお、 よい取り組みの紹介 は、医療施設で実際に行われている改善策や考え方の紹介です。皆さんの施設で事故防止対策を検討いただく際のヒントにしてください。

part 2 「環境や物品の整備にかかわる業務」の医療安全

1. 清掃・整頓
2. ベッドメイキング・シーツ交換・リネン管理

清掃・整頓

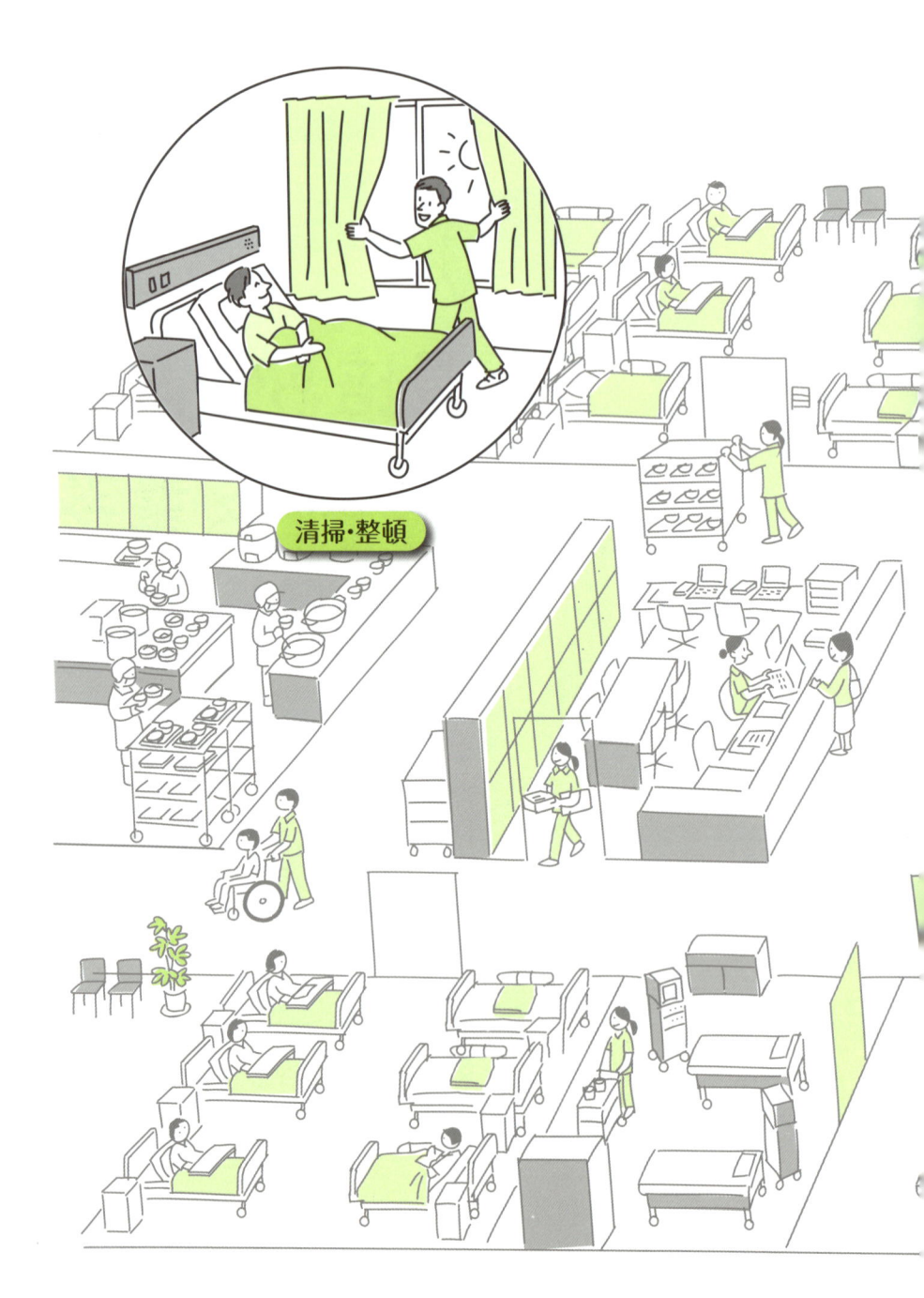

part2
46 「環境や物品の整備にかかわる業務」の医療安全

環境や物品の整備にかかわる業務

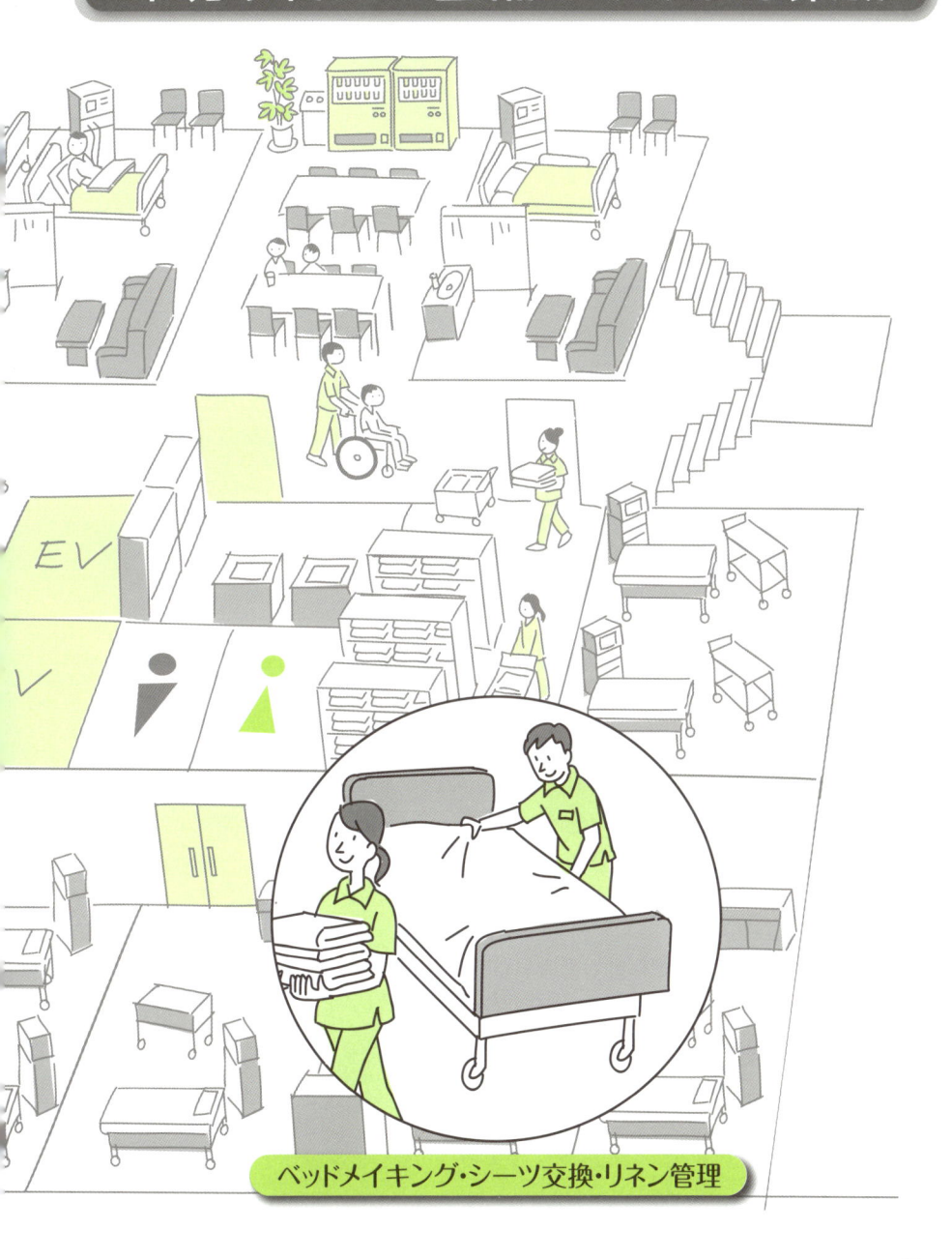

ベッドメイキング・シーツ交換・リネン管理

1 清掃・整頓

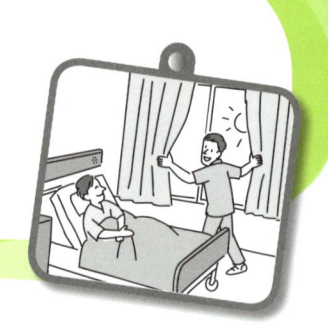

どんな業務？

病室や病棟内を整えて、清潔で居心地のよい環境をつくります。

患者さんの生活環境にかかわる業務では、病室の温度・湿度・採光などの調整、ベッド・床頭台・洗面台などの清掃・整頓、入院ベッドの準備や退院後の病室の清掃・整頓などがあります。また、ベッドのストッパーやベッド柵などに故障がないかを確認します。

病棟内の環境整備としては、処置室や機材庫等の清掃・整頓、病棟で使われている車椅子やストレッチャーなど医療用具の使用後の清掃・点検、定位置への収納などの業務があります。

インシデント・アクシデント事例

事例1 離床センサー※の電源をOFFにして清掃した後、電源をONにするのを忘れた。

事例2 ベッドを移動して床のワックスがけをしていたが、清掃が終了してベッドをもとの位置に戻した際、ストッパーをかけ忘れた。

事例の解説 ベッド周辺の清掃・整頓業務では、ベッドのストッパーを外したり、電動ベッドや医療機器のコンセントを外したりして作業

※**離床センサー**：病院などで使用する転倒・転落予防の対策装置。

をした後、それらをもとの状態に戻すのを忘れてしまうことがあります。ベッドのストッパーがかかっていないと、ベッドが動き患者さんの転倒につながります。

＊

事例3 手術室を清掃する際、クーラーボックスに入った移植用の臓器を廃棄物と誤って廃棄した。

事例4 退院後の病室清掃で、使用済みの輸液バッグやシリンジ（注射器）等を片づけるとき、シリンジに麻薬が残っていることに気づかず廃棄してしまった。

事例の解説 清掃業務の過程で、本来廃棄してはならないものを廃棄してしまった事例です。ほかにも、排泄物の後始末をする際、蓄尿[※1]が必要な患者さんの尿を廃棄してしまった事例なども発生しています。

＊

事例5 汚物処理を行う際、個人防護具[※2]を使用せず処理を行った。

事例6 ベッドの下に落ちているゴミを素手で拾おうとしたところ、ゴミに患者さんが使用したインスリン自己注射用の針が混ざっていたため、手に刺さってしまった。

事例の解説 医療行為等により廃棄物となったものや、血液・体液などを取り扱う際には、標準予防策（スタンダードプリコーション）に則った対応が必要になります。事例5や事例6のように、手袋などの個人防護具を使用しないまま処理を行うと、院内感染を引き起こす危険性があります。また、患者さんに使用した針が一般ゴミの入ったゴミ箱にまぎれていて、回収する際に清掃スタッフが針を刺してしまう事故なども報告されています。

※1 蓄尿：検査のために、ある一定期間の尿をすべて蓄えること。
※2 個人防護具：手袋、エプロン、ガウン、マスク、ゴーグルなど、血液や体液、排泄物などに直接接触することを防ぐために用いる道具。

事例7 患者さんが車椅子に移乗する際、ブレーキが緩んでいたため車椅子が動いてしまい、患者さんがバランスを崩して転倒した。車椅子を調べたところ、タイヤが磨耗してブレーキの利きが悪くなっていることがわかった。

事例の解説 車椅子やストレッチャーの点検が行われていないと、車椅子の不具合による転倒事故につながります。

安全な遂行のためのポイント・留意点

　ここでは、すべてのスタッフが知っておくべきポイントをまとめました。さらに、看護補助者が単独で実施する際、必ず事前に医療専門職の確認をとっていただきたいものや、安全上、特に注意が必要なものには「⚠マーク」をつけています。

【安全に配慮した環境整備】
- 清掃をした後は、ベッドのストッパーがかかっているか、ナースコールが適切な位置に置かれているかを確認しましょう。
- ベッド周辺に置かれているオーバーテーブルや椅子、電源コードなどが、患者さんが歩行する際の障害物とならないよう注意しましょう。

【感染対策の考え方と実際】
- 感染防止のために、常に標準予防策（スタンダードプリコーション）を行います。標準予防策とは、患者さんが感染症にかかっているかどうかにかかわらず、すべての患者さんのケアに共通して行う予防策です。患者さんの血液・分泌液・排泄物などを感染の可能性のあるものと見なし対応します。
- 接触感染、飛沫感染、空気感染のおそれがある患者さんには、標準予防策に加えて感染経路別に予防策を実施します。
- 手洗いや手指消毒による手指衛生は、感染予防の基本です。必要な場

面で、正しい方法で手洗いや手指消毒を行います。また、血液や排泄物などに接触する可能性がある場合は、手袋・ガウン・エプロン・マスク・ゴーグルなどの個人防護具を適切に用いて作業をしましょう。
- 患者さんに使用した器具などを取り扱う際も、標準予防策の考えに基づいて、すべて感染性のものとして処理します。「洗浄してから消毒・滅菌」のルールを守り、用途に応じた方法で使用済み器具の管理を行います。

【医療廃棄物の取り扱い】
- 病院では、一般ゴミだけでなく、医療行為等に伴って発生する廃棄物があるので、区分を正しく理解して規則に沿って対応します。
- 医療廃棄物を取り扱う際には、場面に応じて手袋など個人防護具を適切に使用し、感染防止に努めます。
- 鋭利な器具の取り扱いには十分な注意が必要です。ゴミ箱の中に手を入れて作業したり、廊下に落ちているゴミを素手で拾ったりする行為は、針刺し事故につながりかねません。万が一、使用後の針を刺してしまった場合には、すぐに流水で十分に洗い流して所属長などに報告し、その後の対応について指示を受けましょう。針刺しや切創時の速やかな報告が大切な理由については**コラム1**(p.54)をご参照ください。

【捨ててよいものとそうでないものの判断】
- 医療現場では、患者さんの診断・治療に必要な細胞や組織などが採取され、さまざまな容器で保管されています。また、検査のために血液や尿などが採取され、検体として病棟に置かれていることもあります。
- シリンジに入っている薬には、廃棄してはいけないものがあります。たとえば麻薬は、残りの薬剤がある場合、看護師や薬剤師が使った量と残りの量を照合するために、廃棄せず保管しておかなければなりません。
- ⚠ 処置室や退院後の病室を清掃する際は、廃棄してはいけない検体や薬剤などがないか、注意しましょう。表示や容器の区分などで、廃棄物

とそうでないものについて情報を共有できるしくみが必要です。病院の規則を正しく理解して対応することが求められます。

⚠️看護補助者が廃棄の判断に迷った場合には、必ず看護師に確認する必要があります。

【備品の管理】
- 病棟で使用している車椅子やストレッチャーは、いつでも安全に使用できるよう、日々の点検を行うことが大切です。たとえば、タイヤの空気圧が減ると操作性が悪くなりブレーキが甘くなりますし、タイヤが磨耗しているとすべりやすくなります。また、車輪にゴミがたまっていると、動きが悪くなったりします。使用後には、確認項目のチェックリストなど（p.96参照）を使って点検することが大切です。また、不具合があった場合の報告先を確認しておきましょう。
- 備品は決められた場所に収納し、整頓することを心がけましょう。また、一時的に病棟の廊下などに置く場合は、患者さんの通行の妨げにならないような配慮が必要です。

医療安全管理者／看護職のリーダーの皆さんへ

【感染対策の基本について】
- 感染防止のための標準予防策（スタンダードプリコーション）や医療廃棄物の分別方法などは、基準を正しく理解し実施することが望まれます。イラストや写真、フロー図などを取り入れ、わかりやすいマニュアルを工夫することが必要です。

【針刺しや切創事故の防止と発生後の対応について】
- 針刺しや鋭利物による切創の被害に遭わないためには、清掃業務等にかかわるスタッフが、業務に潜むリスクを理解し、正しい作

業を行うことが大切です。針刺しや切創が起こる可能性がある場面や作業などをイラストで示し、問題点や対処方法を検討する機会を設けると、具体的なイメージがわいて理解しやすくなります。
- 針刺しや切創事故が発生した場合は、時間帯や発生場所を問わず、速やかな報告が必要です。報告がないと、曝露(ばくろ)後の適切な処置が行われないばかりでなく、後から感染が判明した場合、労働災害の認定が難しくなる可能性もあります。報告が必要な理由を正しく理解し、針刺しや切創が発生したら、「①直ちに業務を中断し傷の部位を流水で流すこと」「②速やかに報告しその後の指示を仰ぐこと」が徹底されるよう、体制を整備する必要があります。針刺し・切創後の対応をフローにまとめ、報告先を具体的に記すことで、報告しやすくなります。

よい取り組みの紹介

【いつでも安全に備品が使えるように】
- 車椅子、ストレッチャー、点滴スタンドなどの備品の点検作業では、点検項目と実施者を記入できる安全管理チェック表を使っている。

【安全・確実に清掃業務を行うために】
- 清掃業務や廃棄物の取り扱いについて、作業手順を写真に撮ってマニュアルを作成している。
- 看護師が看護補助者に清掃を依頼するときは、清掃場所や方法を具体的に記入できる「依頼用紙」を活用している。

参考文献
- 小林寛伊監修（2012）：清掃従事者のための針刺し・切創防止マニュアル，全国ビルメンテナンス協会．

コラム①

「なぜ、針刺しや切創時の報告が必要なのか」

　なぜ、針刺しや切創（患者さんが使用したカミソリなどで傷を負ってしまうこと）時の報告が必要なのでしょう。

　理由の一つは、自分の身を守るためです。勤務中に針刺しや切創事故を起こした場合、「労働者災害補償保険」いわゆる「労災保険」の適応となります。労災保険の補償を受けるためには、血液や体液に触れた状況（曝露）についての詳細な記録が必要になります。加えて、曝露と、その後発症してしまった健康上の障害との関係を証明しなければなりません。ですから、曝露直後に検査を行い、その時点では感染を起こしていないということを明確にしておく必要があります。事故発生時点での感染の有無を確認することで、後に発症した場合に、事故により感染したことを示すことができるのです。そのために、曝露後は受診して血液検査等を実施する必要があり、管理者への事故報告はとても大切なことになります。

　もう一つの理由は、同じような事故を繰り返さないよう、より安全な労働環境を確立するためです。どのような器材で、どのような状況で発生したのか、事実を正確に把握して予防策に活かすためには、個々の報告が重要になります。

2 ベッドメイキング・シーツ交換・リネン管理

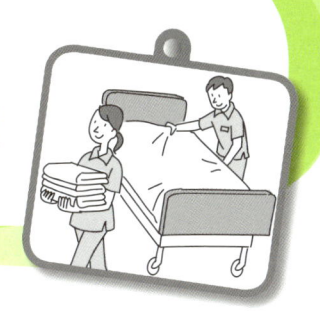

どんな業務？

　患者さんが退院した後にベッドを清掃・点検し、ベッドメイキングを行います。また、自力で離床できる患者さんや、入浴や検査でベッドにいない患者さんのシーツ交換をします。

　離床できない患者さんや、点滴・チューブ・カテーテル・ドレーンなどを挿入している患者さんの場合は、看護師と看護補助者が一緒にシーツ交換を行い、交換後のシーツやリネン類を片づけます。

　なお、感染症の患者さんのベッドメイキングやシーツ交換は、看護師が看護補助者に指示しながら、個人防護具（p.49参照）を使用して実施する場合があります。

　リネン管理では、寝具やリネン類の点検・請求・補充、また、保管場所の清掃や整理整頓などを行います。

インシデント・アクシデント事例

事例1 シーツ交換をする前にベッドの上や周囲を確認せず、ナースコールのラインがベッド柵に巻きつけられていることに気づかなかった。シーツ交換のためベッドの背もたれを操作したときに、ナースコールが引っ張られ断線した。

事例2 オーバーテーブルや床頭台を移動せず、作業空間が狭い状態でシーツ交換を行っていて、オーバーテーブルの上に置かれてい

た湯飲みを落として破損した。

> **事例の解説** ほかにも、心電図モニタの子機やパルスオキシメータなど、一時的に患者さんの身体から外してベッド上に置いてあるものや、オーバーテーブルの上に置かれていた時計・メガネなどを落として破損させた事例もあります。破損以外にも、ティッシュペーパーに包んでベッド上に置かれていた患者さんの義歯をゴミと間違えて廃棄した事例もあります。

＊

事例3 シーツ交換後、ナースコールをもとあったところ（患者さんの手の届くところ）にではなく、床頭台の上に置いた。患者さんが看護師を呼ぶためにナースコールを取ろうとして手を伸ばし、ベッドから落ちそうになった。

> **事例の解説** 患者さんは必要なときにすぐナースコールを使用できずにつらい思いをしただけでなく、危険にさらされました。ほかにも、シーツ交換後にベッドのストッパーをかけ忘れ、患者さんがベッドから降りるときにベッドが動き転びそうになった事例や、ベッドを高くしてシーツ交換を行った後、高さを戻さなかったために患者さんがベッドから降りるときに転びそうになった事例もあります。

＊

事例4 看護師と看護補助者が、人工呼吸器を装着し気管内チューブを挿入している患者さんのシーツ交換をしているときに、患者さんを側臥位（横向き）にするため身体を傾けたところ、気管内チューブが引っ張られ抜けそうになった。

> **事例の解説** 患者さんが臥床したままシーツ交換を行う場合、患者さんの身体を左右に移動させたり側臥位や仰臥位（仰向け）にしたりしますが、患者さんの身体を傾けすぎると挿入しているチューブが抜ける可能性があります。ほかにもシーツ交換時に経鼻栄養チューブがシーツに巻き込まれ、引っ張られて抜けそうになった事例もあります。

事例5 ノルウェー疥癬(かいせん)に感染している患者さんの情報が看護補助者に伝わっておらず、ガウン・手袋・マスクを着用せずにシーツを交換した。また、交換後のシーツをビニール袋に入れずに一般のランドリーバッグに入れたため、自分も疥癬に感染し、院内にも広がった。

> **事例の解説** 疥癬には、一般の疥癬とノルウェー疥癬の2種類があります。種類が異なると対応が異なるため、各施設のマニュアルに則って対応します。また、血液や吐物、排泄物で汚染されたシーツなどはすべて感染源と考え適切に取り扱う必要がありますが、汚染されていないシーツなどと同じように取り扱ったため院内感染が発生した事例もあります。

＊

事例6 患者さんがベッド上で嘔吐し、広範囲にシーツが汚染した。病棟のリネン庫に必要なシーツ・リネン類が補充されていなかったため、すぐにシーツ交換ができず、シーツが届くまでバスタオルを敷いて代用した。

> **事例の解説** シーツやリネン類の定数管理が行われていないと、必要なときに患者さんのシーツ交換が実施できません。

安全な遂行のためのポイント・留意点

【周囲の環境に関する配慮】
- ナースコールや心電図モニタの送信機などの医療機器がベッド上に置いてある場合は、作業時に別の場所に移動し、終了後はもとの場所に戻しましょう。
- 患者さんの私物は破損しないように丁寧に取り扱いましょう。
- 作業時にオーバーテーブルや床頭台を移動したら、終了後はもとの場所に戻しましょう。
- ベッドをギャッチアップしたりもとに戻したりするときは、コードが

引っかからない場所にナースコールを移動し、終了後はもとの場所に戻しましょう。
- ベッドを動かして作業をしたら、必ずもとの場所に戻してストッパーをかけ、ストッパーがかかっていることを確認しましょう。
- ベッドのすき間を埋めるために備品や枕などを使用している場合は、もとの位置に戻しましょう（**コラム2**〔p.61〕参照）。

【腰痛予防について】　※ p.88 参照
- 作業しやすい高さとなるようにベッドの高さを調整しましょう。ただし、作業後はもとの位置に戻しましょう。
- シーツ交換時の患者さんの移動・移乗時には、患者さんとベッドの摩擦を軽減する補助器具やリフトなどを活用しましょう。
- シーツ交換時の患者さんの体位交換は複数で介助するなど、状況に応じて工夫をしましょう。

【情報共有・コミュニケーション】
- 「看護補助者のみで実施可能」「看護師とともに実施」「看護師が実施」など、シーツ交換を誰がどのように行うのか、情報共有を確実に行いましょう。
- 患者さんの感染症などの情報共有を確実に行いましょう。

【感染対策について】
- 標準予防策（スタンダードプリコーション）の考え方に基づいて、院内で決められた手順は必ず守りましょう。
- ベッドメイキング・シーツ交換時は換気を十分に行い、終了後は手洗い・うがいを実施しましょう。
- 使用済みのシーツ・リネン類は、床に直接置かずに、感染症別に分類し、所定のランドリーバックに入れて蓋をしっかり閉めましょう。
- 血液や排泄物などに接触する可能性がある場合や、感染症の患者さんのベッドメイキングやシーツ交換を行う場合は、手袋・ガウン・エプ

ロン・マスク・ゴーグルなどの個人防護具を適切に用いて作業をしましょう。
- 寝具やリネンが血液や吐物、排泄物などで汚染されている場合は、決められた方法で洗浄・消毒しましょう。
- 感染症の患者さんが使用したシーツ・リネン類は、決められた方法で処理しましょう。

【リネン管理】
- 清潔なシーツ・リネン類と、不潔（使用後）なシーツ・リネン類は別の部屋で管理しましょう。
- 定数や保管状況を確認する日時を決め、誰が確認したかサインなどをして責任の所在を明らかにするとともに、記録に残しましょう。

医療安全管理者／看護職のリーダーの皆さんへ

【ベッド用サイドレールや手すりに関連したリスクについて】
- 医療・介護ベッド安全普及協議会※では、医療・介護ベッドでの事故を予防するために、実際の事故をもとにその原因と対策をわかりやすく動画で紹介しています。また、「医療・介護ベッド安全点検チェック表」には、ベッドとサイドレール等のすき間について、危険がないか確認する項目が列挙され、それぞれ具体的な対応例が記載されていますので参照してください。
- 病棟で使用しているベッドのすき間を確認し、リスクを話し合ったり、対応方法を考える機会をつくりましょう（**研修ツール2**〔p.142〕参照）。

※医療・介護ベッド安全普及協議会：http://www.bed-anzen.org/

よい取り組みの紹介

【情報共有】
- ベッドメイキングやシーツ交換を行う患者さんについて、「連絡ノート」を活用して看護師と看護補助者が情報共有している。
- 看護補助者がシーツ交換を実施する患者さんの一覧表を看護師が作成し、クリアファイル等に入れ、スタッフステーションの全員が見られる場所に掲示している。
- ランドリーバッグは、感染症等の区分の表示が目立つように、蓋の色を変えている。

【技術習得】
- 看護補助者対象の研修プログラムの中に、シーツ交換、感染防止、ボディメカニクスのシミュレーションを取り入れている。

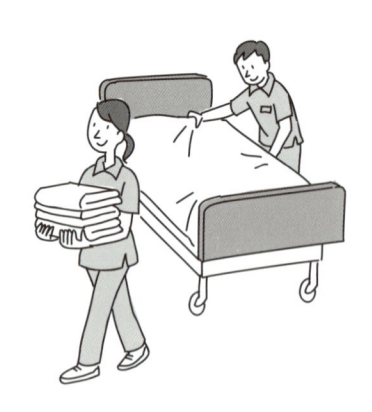

コラム ②

「ベッドに潜む危険なすき間」

　ベッドの周辺には、さまざまなすき間があります。複数のサイドレールのつなぎ目や、ボードとサイドレールの間など、ベッド本体と柵の組み合わせによっても、すき間ができます。このようなベッドのすき間に患者さんが挟まれたことによる事故が報告されています。

　事故の多くは、患者さんの首や手足がサイドレールのすき間や空間に入り込んだことによるもので、死亡事故の報告もありました。そのため、2009年3月に医療・介護ベッドのJIS規格が変更され、サイドレールとサイドレールのすき間の寸法などの見直しが行われました（**研修ツール2**〔p.142〕参照）。また、厚生労働省や経済産業省をはじめ、ベッドメーカーなど関連企業や団体からも広く注意喚起が行われています。サイドレールの交換が難しい場合には、すき間を埋めるための備品が各ベッドメーカーから無償提供されていますので、活用しましょう。

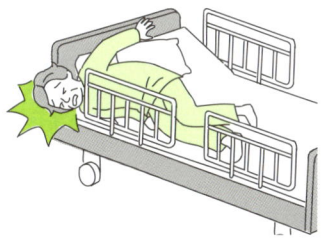

ボードとサイドレールのすき間　　　サイドレール内のすき間

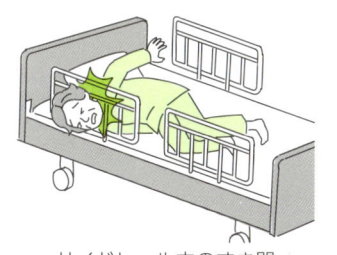

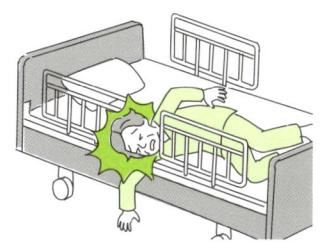

サイドレールとサイドレールのすき間

part 3 「患者の日常生活の援助にかかわる業務」の医療安全

1. 身体の清潔（清拭、手浴、足浴、洗髪）
2. 身体の清潔（入浴、シャワー浴）
3. 食事介助
4. 排泄介助
5. 移送

移送

身体の清潔
（清拭、手浴、足浴、洗髪）

身体の清潔（入浴、シャワー浴）

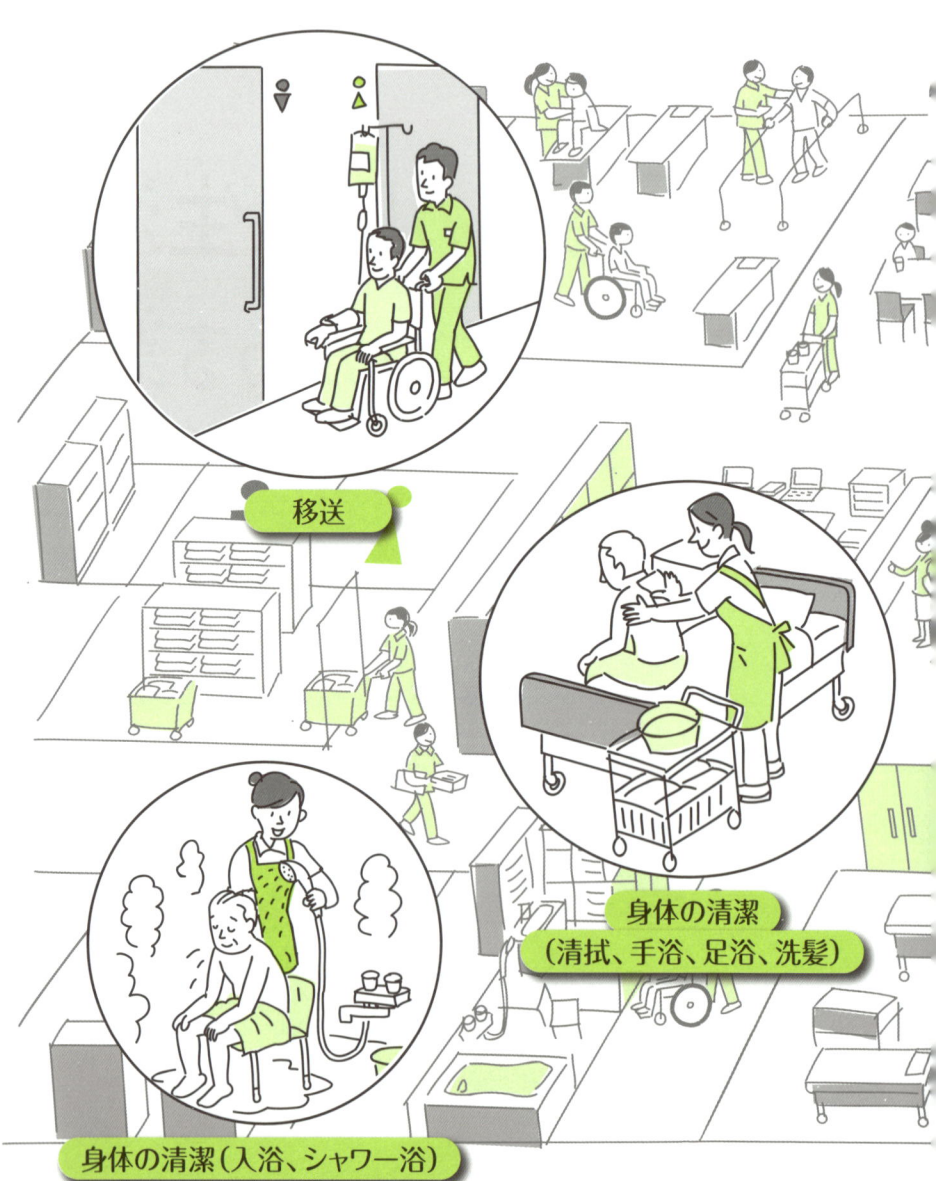

part 3 「患者の日常生活の援助にかかわる業務」の医療安全

患者の日常生活の援助にかかわる業務

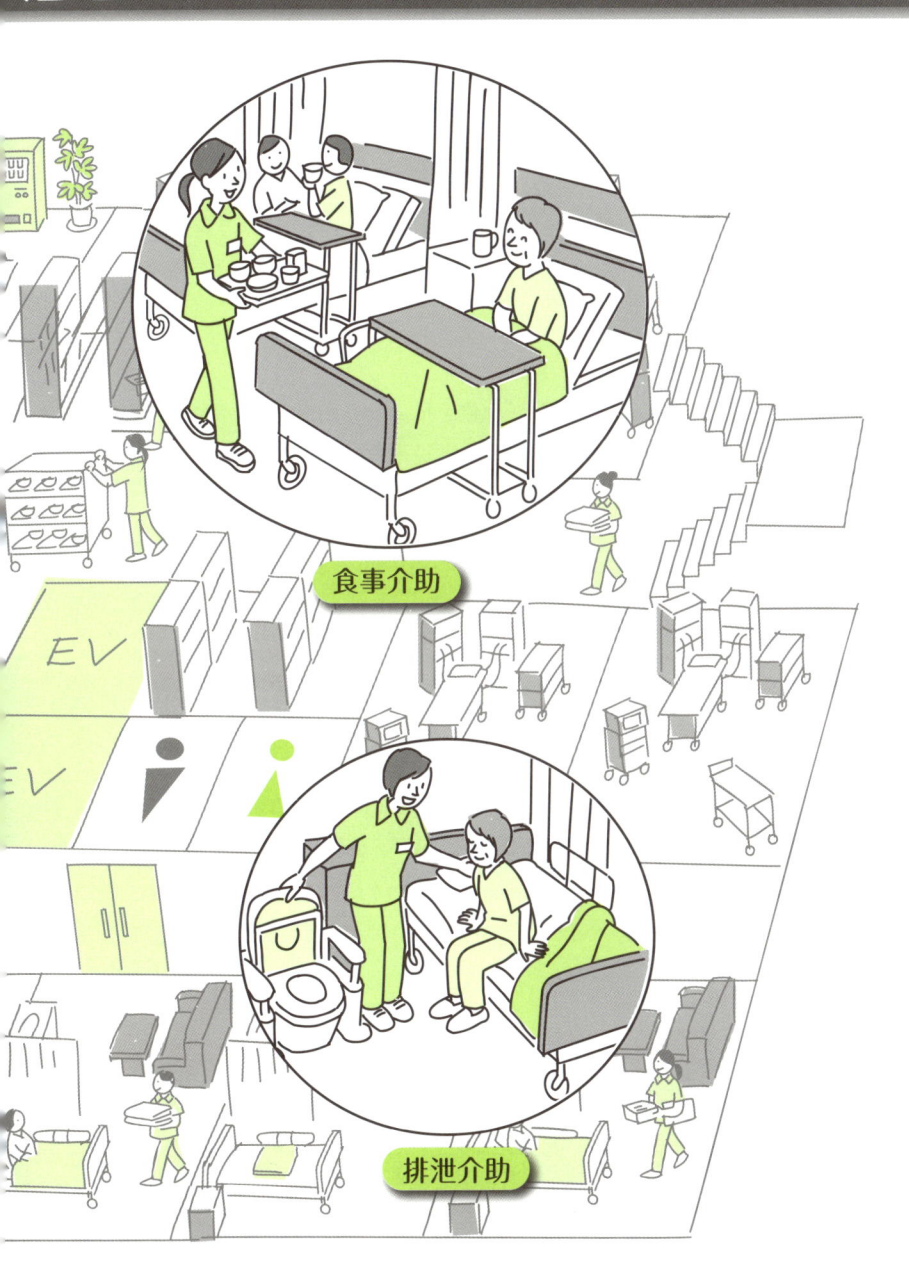

食事介助

排泄介助

1 身体の清潔（清拭、手浴、足浴、洗髪）

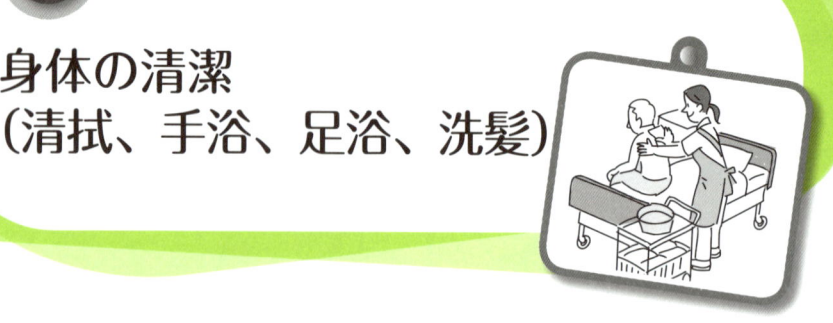

どんな業務？

　寝たきりの患者さんや、自分で身体を拭いたり髪を洗ったりできない患者さんの清潔を保つための業務で、準備から後片づけまで行います。

　患者さんの身体を拭いて清潔を保つ清拭では、清拭車[※1]で温められたタオルやお湯で絞ったタオルを使います。患者さんの病状や身体の状態に応じて、全身または手足などの部分に清拭を行います。ある程度患者さんが自分で拭ける場合は、できないところをお手伝いすることもあります。

　また、身体の一部だけをお湯につける手浴や足浴では、洗面器などにお湯を入れて、寝たまま、または座っている患者さんの手や足をお湯に浸します。

　洗髪は、洗面台または移動できる洗髪車[※2]を使ってベッドサイドなどで行います。シャワーや機械浴のときに行うこともあります。

　部分浴や入浴のリラクゼーション効果については、**コラム3**（p.71）を参照してください。

※1 清拭車：清拭用のタオルを温めておく移動式保温器。
※2 洗髪車：保温されたタンクからのお湯でシャワー洗髪ができ、汚水タンクを備えた移動式の台。

インシデント・アクシデント事例

事例1 下半身が麻痺している患者さんの全身清拭をするために、清拭車から取り出したタオル5本をビニール袋に入れて準備した。患者さんの身体を拭くときに、ビニールに入れた残りのタオルをベッド上に置いていたところ、患者さんの太ももの辺りにタオルが触れていて、やけどを負わせてしまった。

> **事例の解説** 感覚が麻痺している患者さんは痛みや熱さを感じることができないので、熱いタオルが触れたままになっていると、やけどを負う可能性があります。

✻

事例2 足浴をするため、患者さんにベッドから足を下ろして座ってもらった。その直後に、患者さんがふらついてそのまま後ろ側に倒れてしまい、反対側のベッド柵(サイドレール)に頭をぶつけた。

> **事例の解説** 患者さんの状態によっては、腹筋や背筋の衰えから、座ったままの姿勢が保てないことがありますので、患者さんの身体の状態に合った援助が必要です。

✻

事例3 洗髪車を準備したとき温度設定を確認していなかったので、お湯が高温になっていた。洗髪の前にお湯の温度を確かめるため、洗髪車のシャワーで自分の手にお湯を流したとき熱湯であることに気づいた。

> **事例の解説** 温度調整を怠ると、患者さんにやけどを負わせる可能性があります。

✻

事例4 看護補助者が洗髪中に患者さんが痰を絡ませ咳き込んだ。すぐに看護師が来て対応したが、吸引器が手元になかったので痰の吸引まで時間がかかり、患者さんが窒息しそうになった。

> **事例の解説** 痰が出やすい患者さんは、仰向けで行う洗髪中に痰が絡んだり、詰まったりする可能性があり、ときには吸引器を使って痰を取り除かなくてはいけない場合もあります。

安全な遂行のためのポイント・留意点

　ここでは、すべてのスタッフが知っておくべきポイントをまとめました。さらに、看護補助者が単独で実施する際、必ず事前に医療専門職の確認をとっていただきたいものや、安全上、特に注意が必要なものには「⚠マーク」をつけています。

【患者さんの状態に合わせた援助】
- 患者さんの状態によって、看護補助者だけで実施する場合や、看護師と一緒に実施する場合がありますので、患者さんの状態を確認してから実施しましょう。

> 看護師と看護補助者が一緒に洗髪する患者さんの例
> ・人工呼吸器装着中
> ・ドレーン・チューブ挿入中
> ・点滴中（輸液ポンプ等の使用）
> ・体位交換をすると、めまいや嘔気が誘発される
> ・患者さんから、いつもと体調が異なるという訴えがある　など

- 事例2のように、患者さんの状態によっては、手足浴が終了するまで座った姿勢を保てない場合があります。担当看護師にその日の患者さんの状態を確認し、患者さんの状態に合った援助方法を相談しましょう。
- チューブ類や機器が装着されている患者さんは、清拭や洗髪をしているときに、それらが外れたり、抜けたりする危険があります。実施前に、チューブなどが絡み合ったり、引っ張られた状態になっていないか確認しましょう。

⚠ 患者さんの状態に合わせ、酸素ボンベや吸引器など、必要な機器や物品があれば、準備しておきましょう。

【清拭車や洗髪車などの機器の取り扱い】
- 清拭車や洗髪車など、機器を使用してケアを行う際は、使用方法を十分理解しておくことが重要です。また、いつでも安全な状態で使用できるよう、使用する前後に点検しましょう。
- 使用後は、患者さんの感染症の有無を確認し、決められた方法で機器を洗浄してから所定の場所に収納しましょう。

【清潔ケア実施時の留意点】
- 清拭に使う熱いタオルは、患者さんのベッド上には置かず、専用のケースに入れたりワゴンなどに載せたりしましょう。
- 病室などでお湯を使う場合は、防水用シートを敷いたり、濡れたら速やかに拭き取るなど、床の水濡れを防止する対策が必要です。
- 清拭や手浴・足浴は、患者さんの全身を観察する機会になります。皮膚の状態や褥瘡の様子などを観察して変化に気づいたら、担当看護師に報告しましょう。
- ⚠ 清潔ケアを行っているときに、患者さんに想定外の事態が起こった場合の連絡方法を確認しましょう。

【湯温の確認と調整】
- 温度計または自分の手や肘の内側の皮膚でお湯の温度を確かめてから実施しましょう。
- 患者さんと意思の疎通が図れる場合は、お湯を少しずつかけながら患者さんの好みの温度に調整しましょう（**コラム4**〔p.71〕参照）。
- 洗髪車のお湯は、適切な温度（40℃前後）にしましょう。また、シャワー管内のお湯は温度が異なるので、お湯をしばらく流して、安定した湯温に調整してから使いましょう。
- 洗面器やバケツにお湯を足すときは、熱いお湯がかからないように

いったんバケツから足を出してもらって調節しましょう。

【実施後の環境整備】
- 作業が終わって退出するときには、履き物など、動かした周辺の物を、患者さんに確認しながらもとの位置に戻しましょう。
- ナースコールは必ず患者さんの手元に渡しましょう。

医療安全管理者／看護職のリーダーの皆さんへ

【患者さんの状態に合わせた援助や業務】
- 看護補助者に清拭を依頼する「基準」（看護師と一緒に実施する場合、単独で実施してよい場合、物品の準備だけお願いする場合など）が明確になっているか確認しましょう。
- 患者さんに異常が発生した際の対応方法について確認し、トレーニングしておきましょう。

【機器の取り扱いや点検について】
- 清拭車や洗髪車の使用方法を正しく理解するためのマニュアルが整備されているか確認しましょう。
- 清拭車や洗髪車の使用前後の点検項目を明確にしておきましょう。

【熱傷予防について】
- 前述の清拭用タオルや洗髪車のお湯による熱傷のほか、湯たんぽ等の接触による熱傷事例が報告されています。参考文献に挙げた事例を紹介しながら、熱傷のリスクについて学ぶ機会をつくりましょう（**研修ツール3**〔p.144〕参照）。

参考文献
- 財団法人日本医療機能評価機構：湯たんぽ使用時の熱傷，医療安全情報，No.17，2008年4月．
  http://www.med-safe.jp/pdf/med-safe_17.pdf

コラム③

「入浴、部分浴の効果」

　清潔保持のために実施していると考えがちな清潔ケアですが、入浴や、手足浴のような部分浴は、温まることで全身の血行が促進され、副交感神経が刺激されて、患者さんにリラクゼーション効果をもたらします。副交感神経が刺激されるお湯の温度は、38〜40℃といわれており、温まって上昇した体温が徐々に下がる過程で眠気が起こります。不眠の患者さんは、就寝の1時間半くらい前に、お湯で手や足を温めることでよく眠れることもあります。入浴や部分浴の効果も知って、安全で快適な援助に役立てましょう。

〈参考文献：尾﨑章子（2011）：「眠れない」「眠らない」患者へのケア，EBNursing, 11（2），p.24-32.〉

コラム④

「お湯の温度の目安」

　同じ温度のお湯でも、身体の部位によって感じ方が変わります。たとえば、適温と感じる湯温は、背部では43℃、胸部では40℃、陰部では38℃程度ともいわれています。また、生活習慣や好みによっても、適切な温度は変わります。
　入浴、シャワー、清拭、手足浴、シャンプーなどのケアの種類によっても、感じ方が違いますので、準備するお湯の温度について気を配るようにしましょう。

2 身体の清潔（入浴、シャワー浴）

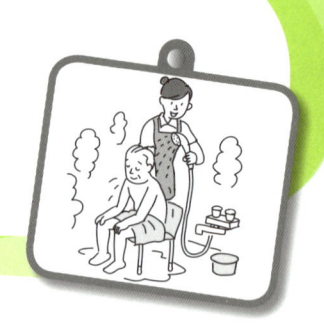

どんな業務？

患者さんが安全に気持ちよく浴室を使用できるように、浴室内や浴槽の清掃、備品の管理、浴槽内のお湯やシャワーの温度調整などを実施します。

部分的に介助が必要な患者さんの場合には、脱衣・着衣などの入浴準備、移動、シャワー浴を介助します。寝たきりの患者さんの機械浴※を看護師と看護補助者が一緒に行う場合もあります。

インシデント・アクシデント事例

事例1 浴室の清掃後、消毒のためシャワーで床に熱湯を流した。温度設定をもとの適温（39～40℃）に戻すのを忘れたため、その後にシャワーを使った患者さんが熱湯を浴びてやけどした。

事例2 患者さんが一人で入浴したとき、蛇口で湯の温度を確認しようとした際にレバーの操作を誤り、シャワーヘッドから高温のお湯が出て、腕や顔にかかりやけどした。

事例の解説 入浴中に、患者さんが高温のお湯でやけどをする事例が発生しています。事例2は、シャワーと蛇口の切り替え方法が患者さ

※機械浴：特殊浴槽を利用した入浴方法。専用のストレッチャーに寝たまま浴槽に入るタイプや、専用の車椅子で座ったまま浴槽に入るタイプなどがある。

んに十分説明されず、レバーの切り替え表示もわかりづらかったために、蛇口ではなくシャワーからいきなり高温のお湯が出てしまったと考えられます。ほかにも、浴槽に張ったお湯の温度を、準備したスタッフが手袋をしたまま確認したために、温度が高いことに気づかず患者さんが足をやけどした事例も報告されています。

＊

事例3 シャワーチェアを使ってシャワーの介助をしていた際、車輪のストッパーが確実にかかっていなかったために、患者さんが立ち上がろうとしたときにシャワーチェアが動いて転倒した。

事例の解説 車輪だけではなく、肘掛や背もたれのストッパーをかけ忘れたり、中途半端にかけたストッパーが突然外れたりして、転倒・転落などが発生することがあります。

＊

事例4 機械浴用のストレッチャーの柵（サイドレール）を操作したときに、患者さんの腕の皮膚が挟まってしまい、切り傷ができてしまった。

事例の解説 ベッドやストレッチャーと同様に、機械浴用ストレッチャーでもベッド柵への腕や足、皮膚の挟み込みの事故が起こります。特に高齢者は、ちょっとした刺激でも皮膚が裂けたり傷ついたりしやすいので注意が必要です。

＊

事例5 患者さんが一人で入浴した後、脱衣室で服を着るときに転倒し、そのまま起き上がれなくなった。倒れた患者さんはナースコールに手が届かず押すことができなかった。2時間後に浴室の清掃に来たスタッフが発見した。

事例の解説 どの患者さんが何時に入浴しているかを把握できていないと、患者さんの異常に気づくのが遅れてしまいます。ほかにも、患者さんが一人で浴槽に入っているときに体調が変化し、浴槽内で溺れた事例もあります。

安全な遂行のためのポイント・留意点

　ここでは、すべてのスタッフが知っておくべきポイントをまとめました。さらに、看護補助者が単独で実施する際、必ず事前に医療専門職の確認をとっていただきたいものや、安全上、特に注意が必要なものには「⚠マーク」をつけています。

【患者さんの状態を把握する】

- 入浴やシャワー浴は、温まることで血液の循環が促進され、リラックス効果をもたらします（**コラム3**〔p.71〕参照）。一方で、疲労によりふらついたり、濡れた浴室の床面で滑ったりして、転倒のリスクを伴いますので、入浴やシャワー浴の介助を依頼されたら、まず患者さんの状態を確認しましょう。
- ⚠患者さんの体調に応じて、入浴をシャワー浴に変更したり、看護師と看護補助者が一緒に援助したりするほうがいい場合があります。下記を参考に、担当看護師と相談し対応方法を確認しましょう。

> **日常から確認しておくこと**
> ・浴室までの移動方法や入浴中に注意すべき点
> ・患者さんがどの程度自立できているか、何を介助するのか
> ・患者さんの入浴時に準備すべき機器（吸引器など）や介助の内容　など
> **当日の介助前に確認しておくこと**
> ・バイタルサイン、意識レベルなどに大きな変化がないか
> ・創部やドレーン抜去部などの傷に変化がないか
> ・筋力の低下やふらつきがないか

【浴室設備と使用方法の確認】

- 初めて介助に入るまでに、浴室内の器具や装置の使用方法を確認しておきましょう。

> ・ナースコールの位置
> ・手すりの位置
> ・蛇口とシャワーの切り替え方
> ・湯温調整の方法
> ・床面（滑りやすいところ、危険なものがないか）
> ・機械浴の機器の使用方法　など

● 足先は冷えていることがあるため、患者さんの足先からシャワーでお湯をかけたり、低めの温度のお湯をバケツに準備したりして、お湯の温度に慣らしながら実施しましょう。

【入浴・シャワー浴での観察と援助】

● 入院中の患者さんは治療の影響で体力が落ちているため、入浴・シャワー浴中に急に体調が変化することがあります。介助の必要がなく一人で入浴できる患者さんでも、時々声かけをしながら見守ることが必要です。入浴前から入浴後までの各ポイントで、次のような観察や援助を行いましょう。

> **入浴前の観察と援助**
> ① 急激な血圧の変化を予防するために、浴室や脱衣所の気温差を小さくして、適切な室温（26〜28℃）に保つように準備する。
> ② 気分不快がないか、ふらつきがないか確認する。
> ③ シャワーは温度設定を確認し、自分の肘の内側や手の甲で体感温度を確認してから使用する。
> ④ 患者さんにお湯がかからない方向にシャワーヘッドを向けたり、蛇口の下に湯桶を置いたりして、温度調節のときに患者さんが高温のお湯に触れないような工夫をする。
> ⑤ 湯船は、温度設定してお湯をためた後、温度計や自分の肘の内側や手の甲で直接温度を確認してから使用する。
> ⑥ 人によって熱さの感じ方が異なるので、シャワーや浴槽のお湯の温度を患者さんにも確認してもらう。
> ⑦ 床面や浴槽内が滑りやすいようなら、滑り止めマットを準備する。
> ⑧ 患者さんの状態に合ったシャワー用の椅子を準備する。
> ⑨ 一人で入浴する場合、「蛇口とシャワーの切り替え」「温度調節の方法」「ナースコールの場所と使用方法」について説明しておく。

入浴中の観察と援助
① 患者さんの状態に合わせて様子をうかがい、声かけをする。一人で入浴できる患者さんでも、時々声かけをしながら見守る。
② 足先など、患者さんが洗いにくいところがあれば介助する。
③ さりげなく全身の皮膚の状態を観察し、異常があれば担当看護師に報告する。
④ 浴槽を使う場合、患者さんの状態に合わせて介助をする。

入浴後の観察と援助
① 麻痺のある患者さんなどには、状態に合わせて脱衣所に椅子を用意する。
② 浴室と浴槽を洗浄し、患者さんの着替えた寝衣、オムツなどを片づける。
③ 脱水症予防のために適度な水分を補給してもらう。

医療安全管理者／看護職のリーダーの皆さんへ

- お湯の設定温度やその確認方法について、具体的にマニュアルに記しましょう。
- 看護補助者の研修で、入浴やシャワー浴に関する研修がどのように実施されているのか確認しておきましょう。
- 看護師と看護補助者の間で、患者さんの状態についての情報共有がどのように行われているか、確認しておきましょう。

よい取り組みの紹介

【患者情報の共有】
- 毎朝リーダー看護師から看護補助者に、入浴介助する患者さんの状態を情報提供している。また、介助の際に気づいたことを看護師に報告する方法が決められている。

【見守り体制】
- 浴室当番の看護補助者がいて、一人で入浴している患者さんへの声かけと、使用後の浴室の整頓・清掃を行っている。
- 入浴時間をナースステーションで管理できるように、入浴時は患者さんから看護師に声をかけてもらう。ホワイトボードに入浴中の患者さんのIDを記載するとともに、タイマーをセットし、30分経ったら浴室に異常がないか確認を行うようにしている。
- 患者さんに、緊急ボタンつきの腕時計型警報機を身につけて入浴してもらっている。

3 食事介助

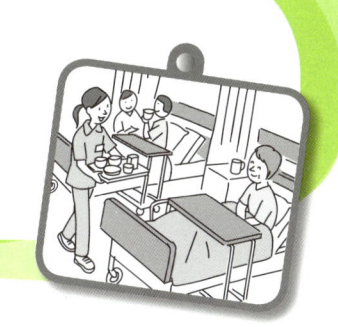

どんな業務？

　医師の食事指示のもとで調理された食事が病棟に運ばれたら、決められた時間に個別に配膳し、患者さんの姿勢を整え、食器をそろえるなどのセッティングをします。そして、食事を終えているのを確認したら下膳します。

　一人で食べることのできない患者さんには食事介助をします。安全な体位を整え、患者さんの食べるペースやそのときの状態を観察しながら、口の中へ食物を運んだり飲み物を含ませたりします。

インシデント・アクシデント事例

事例1　エコー検査があるため、朝食に延食※の指示が出ていたが、指示を見落として配膳した。患者さんは疑問に思いながらも配膳された食事を食べてしまい、検査が延期された。

事例2　食前の血糖を測定しなければならない患者さんであることを知らずに、血糖測定前に配膳した。患者さんは、今回は血糖測定がないのだと思い食事をした。

※延食：食事を後で提供すること。

> **事例の解説** 事例1・事例2のように、配膳のタイミングが適切でなかったために、検査が延期されたり、決められた検査ができず治療に影響を及ぼしたりすることがあります。

✱

> **事例3** 昼食配膳時に患者さんが検査で不在だったため、後から食事を出そうと思い保管用カートに入れて、そのまま忘れてしまった。カートへの表示を忘れ、報告もしなかったため、誰も気づかなかった。

> **事例の解説** 食事は患者さんにとって楽しみの一つであり、治療の一環でもあるので、食事が提供されなかったことで患者さんに不利益を与えてしまうおそれがあります。また、食事が配膳されず空腹だったため、治療食の患者さんが独断で、売店で食べ物を購入して食べてしまったというインシデントも発生しています。

✱

> **事例4** 前日から続けて配膳を担当していたスタッフが、配膳一覧表を確認せずに配膳を開始した。トレイに乗っている食札に患者Aさんの氏名が書かれていたので、その食事を、昨日Aさんがいた病室に持っていき、そこにいた患者Bさんに配膳した。患者Aさんは、その日、別の部屋に移動していた。

> **事例の解説** 病状の変化や検査・治療などの都合で、患者さんが病室やベッドを移動することがありますので、前日の記憶に頼ると危険です。違う患者さんに配膳されたことによって、本来は、とろみ食を提供するところ、刻み食が提供されたために誤嚥した事例もあります。アレルギーのある患者さんに、アレルゲンの入った食事が提供されてしまう危険もあります。また、おやつを配る際、ヨーグルトの数と患児の人数が一致しているので全員に配ってよいと思い、乳製品アレルギーのある患児にヨーグルトを誤って配ってしまったという事例も発生しています。

事例5 看護師に食事介助を依頼された看護補助者がスプーンを用いて患者さんにお粥を食べさせていたところ、急に顔色が悪くなったため、ナースコールで看護師を呼んだ。患者さんはお粥の前に食べたきざみのおかずを誤嚥して気道がふさがっており（気道閉塞を起こした）、看護師が吸引器具で詰まった食べ物を取り除いた。

> **事例の解説** 食物を飲み込んだのを確認せず、次の食物を口に入れると誤嚥につながります。次の業務が気になりあせると、患者さんのペースではなく介助者のペースで食べさせ誤嚥(ごえん)を起こす可能性があります。

＊

事例6 認知障害のある患者さんに配膳し、しばらくしてから訪室すると、使い捨て手袋を飲み込もうとしていた。ベッドサイドに、スタッフが片づけ忘れたと思われる使い捨て手袋が置いてあった。

> **事例の解説** 認知障害のある患者さんは、重度になると、食べ物とそうでない物との区別がつかなくなることがあります。また、食欲中枢が侵されると食欲を抑えることができなくなったり、通常では考えられない物を食べてしまうことがあり、大変危険です。

＊

事例7 昼食時に看護師が、PTP包装シート（以下、PTPシート）を1錠ずつ切り分けた食後薬を3錠、オーバーテーブルの上に置いた。食事が終了し薬を飲む際、患者さんがPTPシートごと誤飲した。

> **事例の解説** 誤ってPTPシートを飲むと、消化管を傷つけるなど重大な結果を招くことがあります。PTPシート誤飲事故については、**コラム5**（p.83）を参照してください。

> **事例8** 廊下で配膳車を移動させているとき、歩行中の患者さんに配膳車が接触した。配膳車を後ろから押していたため、患者さんが見えなかった。

> **事例の解説** 配膳車は高さも幅もあり、広いスペースを占めて廊下を移動します。移動中は、配膳車が患者さんや家族などに接触しないよう注意が必要です。扉が開いたまま移動してお膳を落下させたというインシデントも発生しています。

安全な遂行のためのポイント・留意点

　ここでは、すべてのスタッフが知っておくべきポイントをまとめました。さらに、看護補助者が単独で実施する際、必ず事前に医療専門職の確認をとっていただきたいものや、安全上、特に注意が必要なものには「⚠️マーク」をつけています。

【誤配膳の防止】
- 配膳前に、看護師と看護補助者が一緒に、配膳一覧表や食事変更指示を確認します。
- ⚠️配膳時は患者誤認防止に努めます。患者さんにフルネームで名乗ってもらったり、リストバンドなどで患者さん本人であることを確認します。
- 食札に記載された氏名、食事内容、アレルギーの有無を、患者さんとともに確認して配膳します。
- 延食の患者さんの食事は、所定の場所に保存しておきます。延食にする理由を患者さんに説明して、協力を得ることも必要です。
- 患者さんの床頭台、オーバーテーブルなどに「禁食」「延食」「血糖測定後」などを表示した札を置いて、誰が見てもわかるようにします。

【食事の準備・介助・下膳】
- 食事は患者さんにとっては治療の一環でもあります。決められた時間

- に決められた食事を安全に食べられるよう支援することが必要です。
- 配膳の前に、処置やケアで使用した物品がベッドサイドに残っていないか、誤って食べると命に危険が及ぶものはないか確認し、残っていれば、患者さんの手の届かないところに片づけておきます。
- ⚠️食物の形、硬さ、性状にかかわらず、どのような食物でも誤嚥を起こす可能性があることを認識し、椅子に座るなどして落ち着いて患者さんを観察しながら介助します。食事介助に集中できるよう、介助の前に業務調整をしておくことも必要です。
- 食事介助の方法や注意事項を勉強会などで学習しましょう。介助場面をシミュレーションして、学習者同士で食事を介助し合い、どのように介助したら食べやすいかを体感するのもよいでしょう。
- 下膳時はトレイをよく確認しましょう。トレイの上に患者さんの義歯や私物の湯のみなどが置かれていて、気づかず下膳してしまうことがあります。
- 食事介助をしているときに、「むせるようになってきた」「硬い食べ物が食べにくそうだ」など、患者さんの変化が見られたときは、担当看護師に報告して情報を共有しましょう。
- 万が一、窒息などが起こった場合は、その場を離れずに、ナースコール等ですぐに応援を呼びましょう。

【配膳車の移動】
- 前方が見えにくい大型のものは、押さずに引いて移動させます。可能であれば、複数人で周辺の安全を確認しながら移動しましょう。
- 停車させたら、必ずストッパーをかけます。
- 配膳車の移動中、廊下で人を見かけたら、いったん止まり、すれ違ってから、移動させます。
- 短い距離でも、移動するときは必ず扉を閉めます。
- 配膳車の不具合（ストッパーが緩んでいる、扉の閉まりが悪いなど）は、速やかに担当部署に報告しましょう。

医療安全管理者／看護職のリーダーの皆さんへ

【安全な食事介助について】
- どのような状態の患者さんであれば看護補助者に依頼するか、どのような技術を取得した看護補助者に依頼するかなど、食事介助を依頼する場合の基準を設けましょう。
- 食事介助の方法や注意事項などの知識と技術を、看護補助者が身につける機会を設けましょう。
- 窒息等の事故に備え、適切な場所に吸引器が準備されているか確認しましょう。また、それらの設置場所を看護補助者に周知しましょう。
- 窒息等の事故が発生した際の、応援要請の方法を周知しましょう。病室や食堂など、場面に応じた連絡の仕方をシミュレーションする機会をつくるのも一案です。

【誤配膳の防止について】
- 食札の氏名が見やすい文字サイズで印字されているか、アレルギーの有無がわかりやすく記載されているかを検討しましょう。
- 食器の違いで食事の種類の区別をわかりやすくする工夫も検討しましょう。

よい取り組みの紹介

【アレルギーの患者さんへの対応】
- 患者さんのネームバンドにアレルギーのマークをつけている。
- アレルギーの患者さんの食事トレイの色を変える。
- おやつにも食札をつける。
- アレルギーがあることが一目でわかるマークを食札に印刷している。
- 献立表をコピーして渡し、患者さん自身にアレルギーの食物チェックをしてもらうよう説明をしておく。

【禁食・延食の誤配膳の防止】
- 禁食や延食等の食事の変更が必要な検査について、看護補助者がその理由も含めて理解するための勉強会を行っている。
- 配膳前に、毎回、配膳を担当する看護師と看護補助者で短い打ち合わせを行っている（p.124参照）。

【配膳時の患者確認】
- 配膳する際、毎回、患者さん自身に氏名を名乗っていただいて確認している。そのために、入院時に看護補助者がベッドサイドに挨拶に行き、配膳のたびに名前を名乗っていただくことをお願いしている。

コラム⑤

「PTPシートの誤飲」

　PTPシートとは、プラスチックにアルミ等を貼り合わせて薬剤を包装したものです。患者さんが薬を飲むときに、誤ってPTPシートごと飲んでしまう事故が繰り返し発生しています。2011～2013年の2年間に、日本医療機能評価機構に類似事例が26件報告されました。

　誤飲防止のため、PTPシートは、横か縦の一方向だけにミシン目が入っていて、手では一錠ずつに切り離せないようになっています。これを、1回分ずつに分けたいと思って、はさみで1錠ずつに切り離してしまうと、誤って飲んでしまうおそれがあります。

　PTPシートの誤飲事故の防止対策として、①PTPシートは一錠ごとに切り離さないこと、②配薬の際、一包化された薬剤とPTPシートに入った薬剤を一緒に渡さないこと、③1錠ずつ切り離したシートは誤飲の危険性があることを患者さんや家族に伝えることなどが推奨されています。

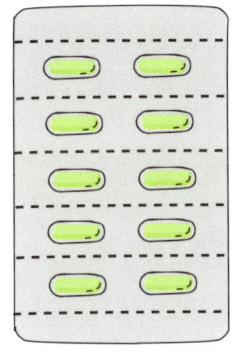

4 排泄介助

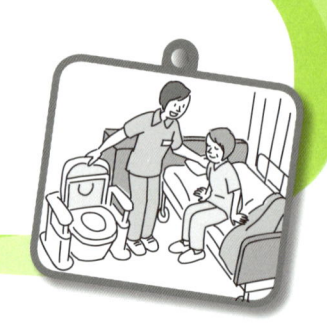

どんな業務？

　自立歩行できる患者さんや歩行器・車椅子を使っている患者さんのトイレへの付き添い、ベッドからポータブルトイレの移乗、ベッド上での便器・尿器による排泄介助、オムツ交換の介助など、患者さんの排泄行為に関する介助を行います。

　また、排泄後の患者さんの手指や陰部の保清（拭く・洗うなど）、使用した物品（便器・尿器、ポータブルトイレなど）の片づけ、洗浄・消毒などを行います。

　その他、膀胱留置カテーテル（閉鎖式）のバッグ内に貯まった尿の後始末、蓄尿（p.49参照）している患者さんの尿量測定や尿の廃棄、蓄尿袋の準備、排泄介助後の検体提出の有無の確認などを実施する場合もあります。

インシデント・アクシデント事例

事例1　ベッドからポータブルトイレへの移乗を介助する際、立ち上がった患者さんを十分に支えられなかったため、患者さんがよろけて転倒し、足首を捻挫した。

事例の解説　ほかにも、背もたれや肘あて、手すりなどが付いていない不安定なポータブルトイレを使用していたため、座ったときにポータブルトイレが動き、患者さんが転んだ事例もあります。

事例2 大部屋でカーテンを閉め、患者さんをポータブルトイレに移乗させた後、排泄が終わったらナースコールしてほしいと伝えて患者さんの側を離れた。このときナースコールを患者さんに手渡すのを忘れ、排泄終了後、患者さんがベッド上にあったナースコールを取ろうと手を伸ばしてバランスをくずし、転んだ。

事例3 洗浄後の濡れたバケツをポータブルトイレに戻したため、床が水で濡れた。ベッドから降りた患者さんが滑って転倒した。

> **事例の解説** 排泄介助は、排泄できる環境を整えることから、介助後の後始末、環境整備まで含めた援助です。

＊

事例4 高齢の患者さんのオムツ交換時に、介助者がつけていた腕時計が当たっていたために、患者さんの大腿部裏の皮膚に擦過傷と内出血を起こした。

> **事例の解説** 患者さんの中には、皮膚が薄く弱くなっている方や、抗凝固剤※を飲んでいるため出血しやすい方がいます。ほかにも、爪が伸びた介助者がオムツ交換を行ったり、陰部清拭時に強くこすったりして、患者さんの皮膚を傷つけた事例もあります。

＊

事例5 尿を検査に出す予定だったが、確認をせずに廃棄したため、再度の尿採取が必要になった。

> **事例の解説** 事前の確認不足により、検査に出さなくてはならない尿や便を廃棄してしまうことがあります。ほかにも、量を測定している患者さんの排泄物を廃棄してしまったために、治療や検査に影響を及ぼした事例もあります。

※抗凝固剤：血液が凝固しないようにする薬剤（ワーファリンなど）。

> 事例6　患者さんがノロウイルスに感染していると知らされていなかったため、個人防護具※を着用せずにオムツ交換を実施し、交換後のオムツを一般のゴミ箱に廃棄してしまった。

> 事例の解説　患者さんの情報を共有していないために、感染症の患者さんに使用した尿器・便器の洗浄・消毒や、オムツ・排泄物の廃棄方法が不適切であると、自分自身が感染したり、院内感染を引き起こしたりする危険性があります。

＊

> 事例7　患者さんを介助してトイレに行き、トイレが済んだらナースコールをするよう伝えたが、患者さんはナースコールをせずに一人で下着を上げようと立ち上がり、バランスを崩して転倒した。

> 事例の解説　排泄はできるだけ自分でしたいという気持ちや羞恥心などから、自分だけで行動しようとする患者さんもいます。職員の手をわずらわせたくないと思い、一人でベッドサイドに置いてあるポータブルトイレに移乗しようとしたり、ベッド上から自分で手を延ばして尿器を取ろうとして、転倒・転落することもあります。

安全な遂行のためのポイント・留意点

　ここでは、すべてのスタッフが知っておくべきポイントをまとめました。さらに、看護補助者が単独で実施する際、必ず事前に医療専門職の確認をとっていただきたいものや、安全上、特に注意が必要なものには「⚠マーク」をつけています。

【移動・移送・体位交換時の配慮】
- 無理のない姿勢で患者さんの身体を支え、移動や移送の介助を行いま

※個人防護具：手袋、エプロン、ガウン、マスク、ゴーグルなど、血液や体液、排泄物などに直接接触することを防ぐために用いる道具。

しょう。また、作業者の腰への負担を少なくするため、福祉用具[※1]の使い方を習得しましょう。
- ベッドからポータブルトイレに移乗するときは、周囲の環境を整備してから行いましょう。
- 患者さんの皮膚を傷つけないように爪は短く切り、時計などは外してから介助しましょう。
- 一人で実施することに不安を感じる場合は、担当看護師に相談しましょう。

【情報共有・コミュニケーション】
- 「看護補助者が一人で排泄介助をしてよい患者」や「看護師と看護補助者が一緒に排泄介助を行う患者」について、情報共有しましょう。
- 看護補助者が一人で排泄介助を実施して得た情報（排泄物の状況、患者さんの状態・発言など）を担当看護師と共有しましょう。
- 患者さんの感染症や放射性医薬品[※2]使用の有無、検査の有無などについて、確実に情報共有できるしくみをつくりましょう。

【感染対策について】
- 排泄介助を行うときは手袋をはめて実施し、終了後は手袋を外した後で必ず手を洗いましょう。
- 感染症の患者さんの排泄物を取り扱うときは、手袋、マスク、ガウンを着用しましょう。
- 交換したオムツは床に置かずビニール袋等に入れ、所定の場所に廃棄しましょう。
- 尿器・便器やポータブルトイレの洗浄方法と、洗浄に用いる消毒薬の

※1 福祉用具：滑りやすい素材または構造の用具。布の上を滑らせて移動させるためのスライディングシートや、ボードの上を滑らせるスライディングボードなどがある。
※2 放射性医薬品：放射線を放出する薬のこと。投与された患者さんの排泄物に含まれるため、特別な取り扱いをする必要がある。

取り扱いについて、正しい知識をもち実施しましょう。
- 感染症や放射性医薬品を使用している患者さんの排泄物は、決められた方法で廃棄・消毒しましょう。

【羞恥心への配慮】
- 患者さんは排泄の援助をしてもらうことを恥ずかしがったり、遠慮したりして、無理に自分で動こうとすることがあります。介助が必要な状態の患者さんにはよく説明をして、ナースコールを使用することなどの協力を依頼しましょう。排泄介助時の患者さんとの会話にも、羞恥心への配慮をしましょう。

医療安全管理者／看護職のリーダーの皆さんへ

【腰痛予防対策の推進】
- 看護補助者の業務では、前かがみや中腰の姿勢で持ち上げたり支えたりすることが多く、介助者に腰痛が多発し、さらにはそれが原因で休職・離職につながることも少なくありません。このような背景の中、厚生労働省では「職場における腰痛予防対策指針」の適応対象を、福祉・医療分野等における介護・看護作業全般に拡大すると同時に、腰に負担の少ない介護方法などを加え、指針の改定を行いました[1]。
- 指針では、リスクの回避・低減措置の検討および実施項目として、「対象者の残存機能の活用」「福祉用具の利用」「作業姿勢・動作の見直し」等を挙げています。具体的には、腰部に著しく負担がかかる移乗介助等では、リフトやスライディングボード等の福祉機器を積極的に使用し、原則として人力による人の抱きかかえは行わないことが明記されています。また、福祉機器を使用できない場合は、できるだけ適切な姿勢で身長差の少ない2名以上で作業することや、人員の適正な配置を行い、負担の大きい業務が特

定のスタッフに集中しないよう配慮するといった管理面の配慮が盛り込まれています。
- 指針の普及促進を図るため、中央労働災害防止協会では、腰痛予防対策のテキストを作成しています。テキストの第7章では、腰部の負担が特に大きくなる作業別の対策ポイントとして、「移乗介助」「ベッド上での移動介助」「トイレ介助」を取り上げ、抱き上げずに介助する方法などが紹介されています[2]。
- 福祉器具を使った介助やボディメカニクスを意識した介助が習得できるように支援することが大切です。

よい取り組みの紹介

【情報共有】
- 看護補助者が一人で排泄介助してよい患者さんの一覧表を作成し、クリアファイルに入れてスタッフステーションの目立つ場所に貼り、介助に行くときには確認できるようにしている。
- どのような排泄介助が必要か、ベッドサイドで誰でもわかるように、医療看護支援ピクトグラム※を使ってベッドボードに示している。
- 排泄介助をする患者さんの排泄物についての検査や計測の有無、感染症や放射性医薬品使用の有無を一覧表で確認できるようにしている。

【環境整備】
- 病棟の汚物室にポータブルトイレの収納スペースを設け、原則として排泄介助時のみベッドサイドにポータブルトイレを持っていくようにしている。

※医療看護支援ピクトグラム：わかりやすい図記号で、排泄や食事、活動など、患者さんの状態や制限事項などを示すコミュニケーションツール。見やすい場所に貼ることで、患者さんの状態を情報共有することができる。

引用文献

1) 厚生労働省（2013）：職場における腰痛予防対策指針．平成25年6月18日．
http://www.mhlw.go.jp/stf/houdou/youtsuushishin.html
2) 厚生労働省・中央労働災害防止協会（2014）：医療保険業の労働災害防止（看護従事者の腰痛予防対策）．
http://www.nurse.or.jp/nursing/practice/shuroanzen/safety/pdf/yotsutext20141209.pdf

参考資料

- いのちを見守るコミュニケーションデザイン
http://iryoupict.com/pict.html
- 医療看護支援ピクトグラム一覧
http://iryoupict.com/pdf/medi_pict2012.pdf

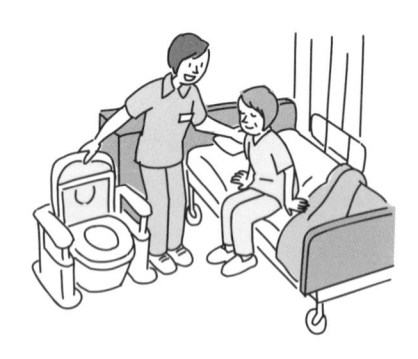

5 移送

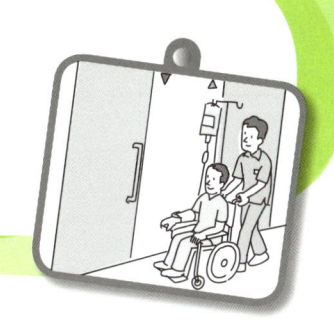

どんな業務？

　ストレッチャー、ベッド、車椅子を使って、患者さんを検査室やリハビリ室などにお連れします。使用後のストレッチャーや車椅子は、決められた場所に収納します。また、ストレッチャーや車椅子の点検・整備を行い、タイヤの動きやブレーキのかかり具合などを確認します。

インシデント・アクシデント事例

事例1　点滴中の患者さんをストレッチャーで移送する際に、点滴スタンドの上部が廊下の下がり壁（図5）にぶつかった。その衝撃で壁からほこりが落ち、それが仰向けになっている患者さんの目に入ってしまった。

事例の解説　点滴スタンドの高さによっては、移送中に、下がり壁や天井から下がっている表示板などに接触する可能性があります。点滴スタンドの上部が引っかかったために、点滴ルートが引っ張られて抜けてしまった事例もあります。

図5 廊下の下がり壁

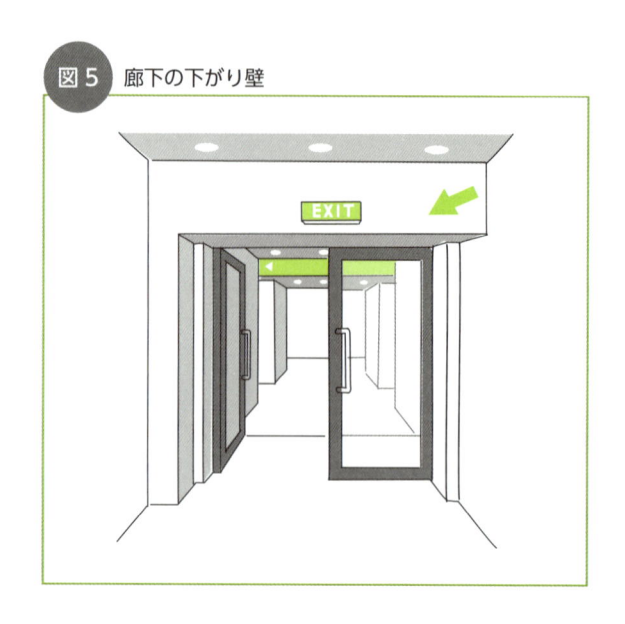

> 事例2　ドレーンが挿入されている患者さんを、看護師と看護補助者でベッドからストレッチャーへ移乗させた。ドレーンの排液バッグを患者さんのベッド柵にかけたまま移乗させたので、ドレーンが引っ張られて抜けそうになった。

事例の解説　患者さんの体内に留置されているチューブ類は治療に必要なもので、万が一、チューブ類が抜けてしまうと再び入れ直す場合もあり、患者さんへの負担が大きくなります。また、患者さんを移乗させるときに、無理に引っ張られたチューブ類がちぎれて患者さんの体内に残ってしまったり、固定されている周辺の皮膚などを傷つけてしまう可能性があります。

事例3 ストレッチャーの柵（サイドレール）を上げようとしたところ、患者さんの手を柵に挟みそうになった。

事例の解説 ストレッチャーの柵（サイドレール）を操作するときは、指や皮膚などを挟み込んだり、すき間に腕や足が入り込んだりして、思わぬ事故につながることがあります。ベッドや車椅子でも、同様な挟み込みが起こることがあります。

＊

事例4 患者さんをリハビリ室に移送するために車椅子に移乗しようとしたとき、ふくらはぎをフットレスト（フットサポート）にぶつけて内出血と切り傷を負わせた。

事例の解説 車椅子からベッドに移乗するとき、患者さんのパジャマのすそがフットレスト（フットサポート）に引っ掛かり転倒した事例も報告されています。フットレストが患者さんの移乗の妨げにならないよう、位置を確認する必要があります。

＊

事例5 検査室で検査台に移動してもらう際に、患者さんがフットレスト（フットサポート）に足を乗せたまま立ち上がろうとしたため、車椅子が前に傾き転倒しそうになった。

事例6 ベッドから車椅子に移乗するとき、患者さんが車椅子の肘置き部分をつかんで立ち上がろうとした。車椅子のブレーキがかかっていなかったので、車椅子が後ろにずれて患者さんが前のめりに転んでしまった。

事例の解説 患者さんが車椅子のフットレストに足を乗せて立ち上がったり、車椅子のブレーキをかけないで移乗すると、車椅子が傾いたり動いたりしてバランスが崩れ、転倒などの事故を引き起こします。

事例7 患者さんを車椅子で病棟から検査室に移送したが、検査室のスタッフがいなかった。すぐに戻って来るだろうと思い、患者さんに「ここで待っていてください」と伝え、検査室前の廊下に患者さんを残したまま病棟に戻った。間もなく患者さんの状態が悪くなり、検査室のスタッフが戻ってきたときには、患者さんは意識を失っていた。

事例の解説 スタッフの見守りがない状態で、検査室の廊下などに患者さんを一人で残すことは危険です。ほかにも、「この患者さんは歩行が不安定」という情報を移送先のスタッフに伝えていなかったので、患者さんが車椅子から検査台に移動する際、スタッフが介助せず、患者さんがふらついて転倒してしまった事例も報告されています。患者さんを移送する業務では、移送先スタッフとの情報交換が必要です。

安全な遂行のためのポイント・留意点

ここでは、すべてのスタッフが知っておくべきポイントをまとめました。さらに、看護補助者が単独で実施する際、必ず事前に医療専門職の確認をとっていただきたいものや、安全上、特に注意が必要なものには「⚠マーク」をつけています。

【ストレッチャーやベッドへの移乗と移送】
- 転落を予防するために、ストレッチャーやベッドの柵（サイドレール）を上げて患者さんを移送します。柵を操作するときは、患者さんの手や足、皮膚などの挟み込みがないように、周辺の状況を確認してから行いましょう。
- 移乗時は必ずストッパーをかけましょう。

【車椅子への移乗と移送】
- 患者さんに車椅子へ移乗してもらう前に、床が濡れていないか、滑りやすい履き物ではないかを確認して転倒防止に努めましょう（**コラム**

6〔p.99〕参照)。
- 移乗の際には、必ずストッパーがかかっているか、フットレスト（フットサポート）が確実に上がっているか確認しましょう。
- 車椅子は通常、ベッドに対して20〜30度の角度で準備しますが、麻痺がある患者さんは、状態に合わせて車椅子の位置や向きをセットします。事前に看護師や理学療法士に確認する必要があります。
- 移送を始める前に、フットレスト（フットサポート）に足が確実に乗っているか、アームレスト（アームサポート）から腕が落ちていないか、衣類やチューブ類、コード類などを巻き込んでいないかを確認しましょう。特に手足に麻痺がある患者さんは注意して移送しましょう。

【装着物や挿入物がある患者さんの留意点】
- 身体にチューブ類が入っていたり、心電図や酸素カニューレをつけている患者さんの移乗の介助をする場合もあります。患者さんの状態を確認しながら行いましょう。
- 安全な移乗のためには、患者さんに注意を払う人と挿入物などのモノに注意を払う人というように、複数のスタッフで役割分担をして援助するのも一案です。

【後片づけ】
- 移送に使用した車椅子やストレッチャーは、所定の場所に収納します。廊下や病室内に置いたままにしておくと、患者さんがぶつかってけがをしたり、災害時に避難を妨げたりするおそれがあります。
- 検査に持参した診察券や撮影したレントゲン写真を持ち帰ったら、所定の場所に戻します。車椅子の背もたれのポケットなどに入れたままになっていないか確認しましょう。戻し忘れがないように、持参物を書いたリストを作成するのもよいでしょう。

【他部署との連携】
- 移送業務では、患者さんを安全に移送するのはもちろんのこと、移送

先のスタッフに患者さんの情報を確実に伝えることも大切な役割です。患者さんの状態や移動のときの介助方法など、移送先のスタッフに伝えるべき情報は、メモなどを用いると、正しくもれなく伝えることができます。

【ストレッチャーやベッドの点検】

- 移送の際に使用するストレッチャーなどの備品は、安全に使用するために定期的な点検が必要です。キャスターの動きが悪いと搬送中に思わぬ動きをして衝突や転落につながったり、ストッパーがかかりにくいと、患者さんが動いた際に転落につながったりします。
- 取り扱い説明書などをもとにした点検項目のチェックリストがあると、もれなく点検することができます。

> ストレッチャーやベッドの点検項目の例
> ・各部のボルトとナットの緩みや破損
> ・フレームパイプの変形やガタつき、破損
> ・ブレーキのロック
> ・キャスターの動きと破損
> ・マットの傷や破損
> ・シーツや枕の汚染
> ・全体の清掃と可動部分の注油
> ・異常音、違和感

【車椅子の点検】

- 安全に車椅子を使用するために、以下のような項目について定期点検が必要です。

> 車椅子の点検項目の例
> ・タイヤの磨耗・亀裂がないか
> ・タイヤの空気圧は適正か（タイヤを親指で押したとき容易にへこむ場合は、エアを補充する）
> ・ブレーキに異常がないか
> ・ブレーキをロックしたとき、車輪が回転しないか
> ・シートなど破損しているところはないか

医療安全管理者／看護職のリーダーの皆さんへ

【安全な移送について】
- 「看護補助者が一人で移送する」「看護師と看護補助者が一緒に移送する」など、患者の状態に応じた基準を定めておくことが必要です。
- 移送する患者氏名、移送先、移送先への申し送り事項、持参品などが記載できる用紙を使うことで、看護補助者が安全に間違いなく移送業務を行うことができます。
- MRI検査室に酸素ボンベなど金属製品などを持ち込み、MRIに吸着される事故が発生しています。**研修ツール4**（p.145）などを使って、MRI検査室への移送にかかわるリスクについて学習する機会を設けることが必要です。

【医療用ガスの取り扱い】
- 移送時に使用する酸素ボンベの準備や後片づけを看護補助者が担うことがあります。病院内で使用されている医療ガスの種類や区別の方法を理解し、正しく取り扱うことが必要です。院内で開催される医療ガスの取り扱いに関する研修会に、看護補助者も参加できる体制を整えましょう。
- 日本医療ガス学会では、医療ガスの事故防止を目的に、多職種を対象とした「医療ガス研修会」[1]のスライドを作成しています。また、ガスボンベ取り違え事故を取り上げ、安全使用のために注意するポイントをまとめた「医療安全情報」[2]が公表されています。このような教材を活用することも一案です。

> **よい取り組みの紹介**
>
> 【移送時の接触を防ぐ】
> - 移送時に通る場所で、天井の最も低い部分の高さを確認して、点滴スタンドやストレッチャーの高さを決め、点滴スタンドやストレッチャーに表示している。

引用文献

1) 日本医療ガス学会：医療ガス研修会　研修会用PPTファイル．
http://www.medical-gas.gr.jp/
2) 医薬品医療機器総合機構（2009）：PMDA医療安全情報，No.13，2009年10月，ガスボンベの取り違え事故について．
http://www.info.pmda.go.jp/anzen_pmda/file/iryo_anzen13.pdf

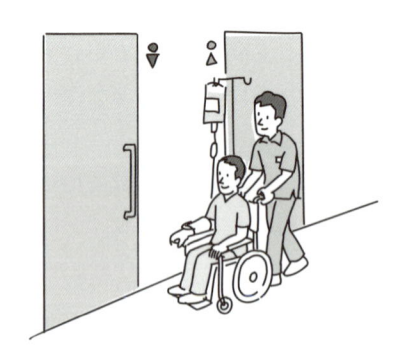

コラム ⑥

「患者さんも職員も安全な履き物を」

　入院中は、病気やけが、安静による体力や運動機能の低下、薬によるふらつき、点滴や管をつけていることなどの影響で、転倒のリスクが高まっています。ところが、「入院＝スリッパ」というイメージで入院時にスリッパを持参し、歩行時に脱げたり滑ったりして転倒する患者さんが少なくありません。入院中は、履き慣れていて、足元が安定している、かかととつま先が覆われた靴タイプの履き物が安全です。自宅で履いている運動靴やスニーカーを持参してもよいでしょう。私たち TMS は、患者さん向けの説明書やポスターの印刷用データ※を無償で提供していますので、これらを活用して、患者さんに安全な履き物を選ぶようにすすめてください。

　また、職員も履き物に気をつけましょう。着脱が楽だからとサンダルなどで仕事をしている職員がいますが危険です。自分がけがをしないためだけでなく、災害時に患者さんの避難を助けるためにも、「靴タイプ」の履き物を選びましょう。

※ TMS ホームページ　https://www.tms-hsp.net/ よりお申し込みいただけます。

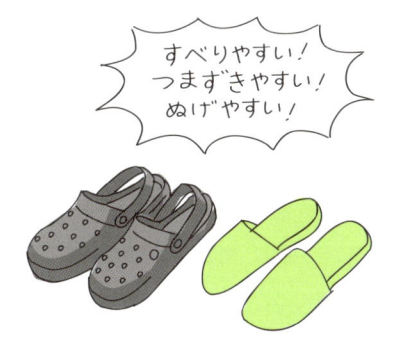

> すべりやすい！
> つまずきやすい！
> ぬげやすい！

part 4 「診療にかかわる周辺業務」の医療安全

① 書類・伝票・データの作成および管理
② 診療材料・検体関係の業務
③ 受付業務（受診等の受付・案内・電話連絡）

書類・伝票・データの作成および管理

診療材料・検体関係の業務

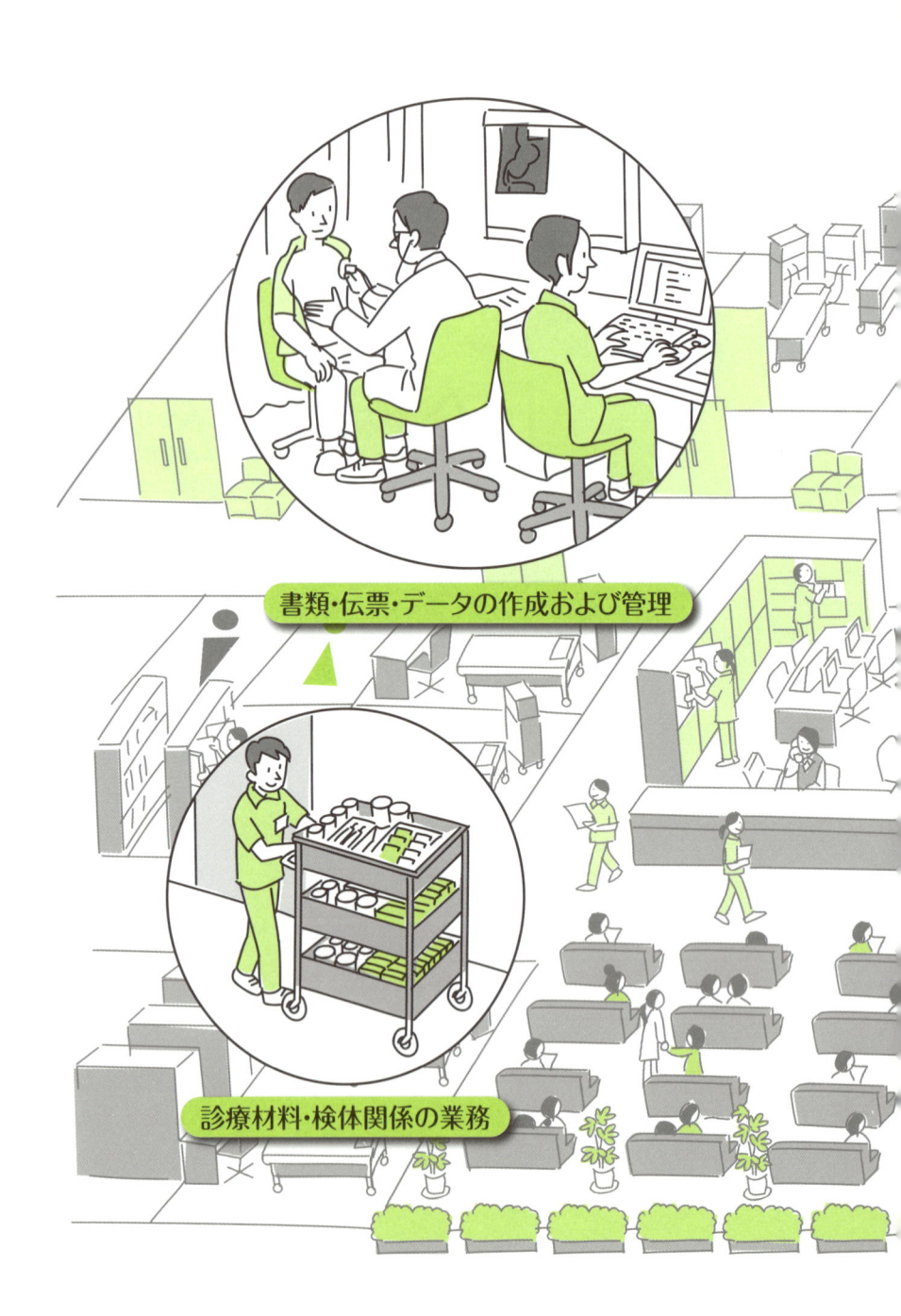

part 4
「診療にかかわる周辺業務」の医療安全

診療にかかわる周辺業務

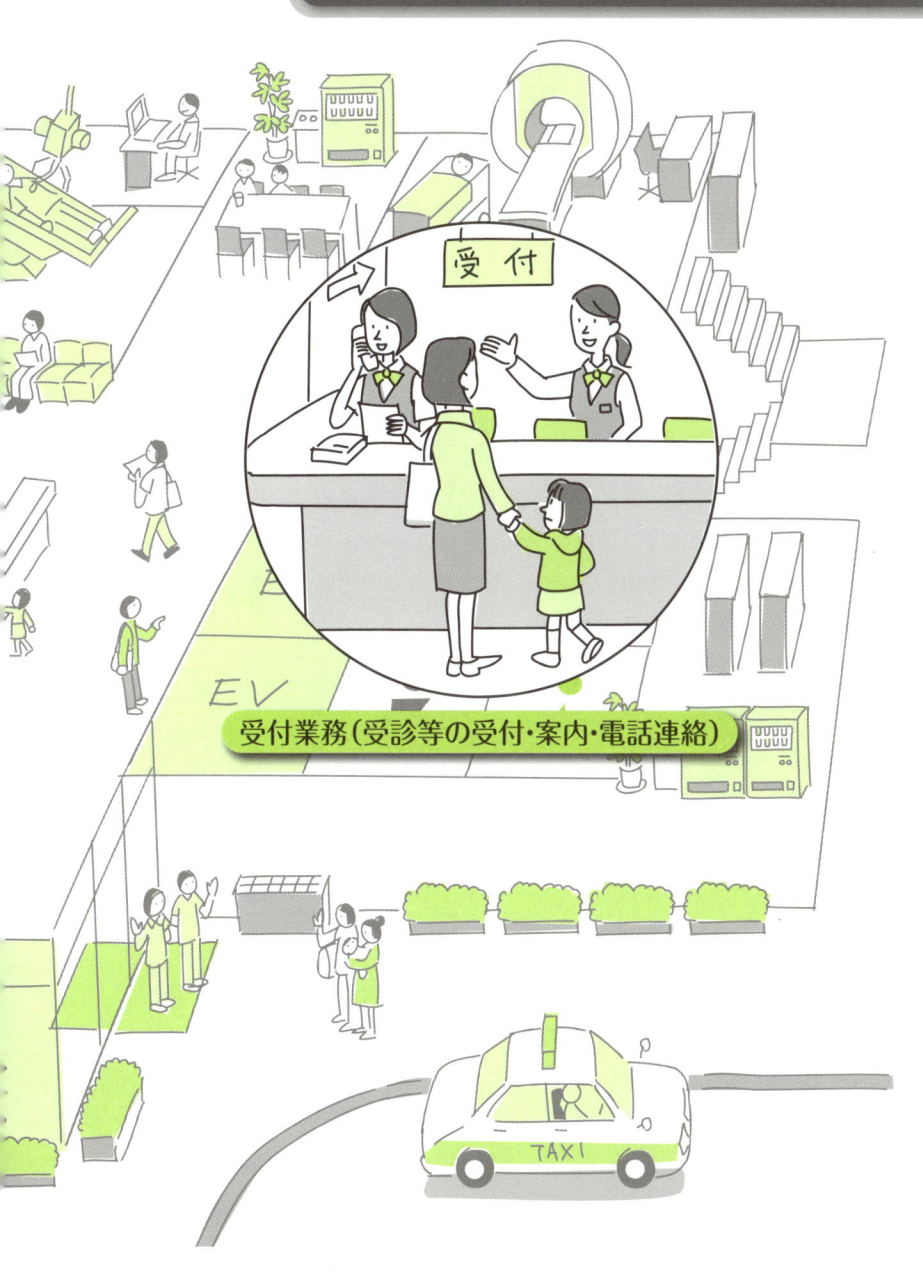

受付業務（受診等の受付・案内・電話連絡）

1 書類・伝票・データの作成および管理

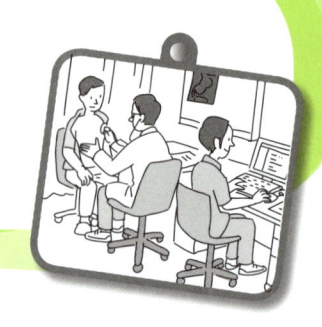

どんな業務?

　病院の事務部門では、診断書、退院サマリー、診療情報提供書、返書の作成などを行っています。

　外来診察室では、医師の事務作業を補助するために、医師の指示のもと、カルテ、処方箋への記載を代行することがあります。

　病棟では、入院書類、同意書、検査結果等の用紙を準備したり、ファイルをしたりする業務があります[※1]。

インシデント・アクシデント事例

事例1　外来受診の患者さんの処方をカルテから転記してレセプト入力した事務スタッフが、「0.2g」とすべきところ「2g」と入力。医師が確認不十分のままサインし、調剤薬局でも疑義照会[※2]しなかった。別の病院に入院後に症状が出て、持参薬を確認して過剰投与が判明した。

事例の解説　処方の入力時に薬剤名や量を誤ってしまうと、場合によっては、患者さんに重篤な傷害を与えたり死亡事故につながるおそ

※1 作成された書類の患者・家族への受け渡しや、ほかの機関への送付にかかわることについては、「受付業務」の項（p.113）を参照。
※2 疑義照会：医師の処方せんに疑問や不明点がある場合、薬剤師が医師に確認すること。

れがあります。この事例は転記時のエラーですが、医師が口頭で伝達した薬剤名を聞き違えて記載したり入力したりしてしまった事例も発生しています。

＊

事例2 以前に受診していた病院で撮影された胸部エックス線写真のフイルムを、放射線科の事務スタッフが電子カルテに取り込んだ。そのフイルムには裏側にマジックで患者氏名と撮影日時が書かれており、左右を識別する表示がなかったため、裏表逆に取り込んでしまった。それを見た医師は左胸水貯留のところ右胸水貯留と判断してカルテに記載し、胸腔ドレーン留置のための穿刺を行った。

事例の解説 事例2は、情報を電子カルテに取り込む作業時のエラーです。身体の器官や部位には左右に2つあるものが多く、左右間違いが生じると、事例のように間違った検査や治療が行われてしまいます。書類への記載や電子カルテへの入力時には、慎重な作業と確認が求められます。

＊

事例3 検査結果報告書30枚のスキャンを行った際、データの一部が取り込まれていなかった。

事例4 事務スタッフが、検査結果を誤って別の患者さんのカルテにファイルした。そのため、検査結果を担当医が確認しないままになり治療が遅れてしまった。

事例の解説 事例3・事例4は、検査結果にかかわる事例です。結果が不足したり、間違って保管されたりして、医師が患者さんの情報を確認できないと、治療の遅れや診断の間違いにつながることがあります。なお、電子カルテには同姓同名の患者さんが登録されていることがありますので、氏名だけで検索すると誤ったカルテを開いてしまうおそれがあります。

安全な遂行のためのポイント・留意点

【転記・入力】

- 医師の事務補助として作成・入力した書類等はすべて、作業した後で必ず医師が確認しなければなりません。もし、医師が確認を怠ることがあれば、管理者に伝え、改善してもらうことが必要です。
- 医師による指示が読みづらかったり聞き取りづらかった場合や、少しでも疑問を感じることがあれば、必ず医師に確認しましょう。忙しい医師に確認をとるのをためらうことがあるかもしれませんが、間違っていたときの結果の重大さを考えてみましょう。確認する際のコミュニケーションの工夫については、p.126をご参照ください。

【情報の取り込み】

- 当該患者さんの書類・データであることを確実にチェックしてから作業をします。データを特定するためには、患者さんのフルネームだけでなく、ID番号や生年月日などを用いて、複数の項目で照合することが重要です。
- 左右の区別が必要なものは意識的に確認し、疑問があれば、医療専門職への問い合わせが必要です。

【情報の照合】

- 薬剤名や患者名、ID番号などを照合するとき、目で追うだけでは見逃してしまうおそれがあります。「指差し呼称」(文字を指差しながら声を出して読み上げること。p.12参照)で確認しましょう。

医療安全管理者／看護職のリーダーの皆さんへ

- カルテや処方箋への代行入力が行われている場合、医師がそれを確認するルールが明文化されているか、そして、実際に遵守されているかを点検してください。
- 取り扱う情報が当該患者さんのものであるかという確認は、病院で決められた統一ルールに沿って実施する必要があります。患者確認は2つ以上の項目で行うことが基本です。何と何を用いるのか、病院としてのルールを明文化して、これらの事務業務を行うスタッフにも徹底しましょう。
- ときには、「フルネームと生年月日の両方が同じ」という患者さんが登録されていることもあります。フルネームと生年月日では判別できない場合、ID番号がわからない場合などの対応のルール（住所や保険情報を用いるなど）が確立されているかどうかも確認してください。
- 注意不足や確認ルールの違反によって生じる情報の間違い・取り違えなどが大きな事故につながることを、書類やデータを取り扱うスタッフに意識してもらう機会をつくりましょう。研修などで、自院や他院のインシデント／アクシデント事例などを用いて考えるのもよいでしょう。

2 診療材料・検体関係の業務

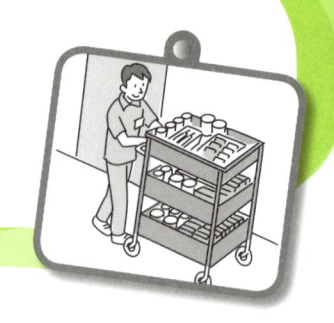

どんな業務？

　病棟・外来等に保管されている診療材料や滅菌器材等の補充をしたり、診療材料を中央材料室などから運搬したりします。また、薬局から医薬品を受け取り、病棟などに搬送する業務を行うこともあります。
　検査関係の業務では、患者さんから採取した検体（血液や尿など）を臨床検査部門に提出したり、検体容器の補充を行ったりします。

インシデント・アクシデント事例

事例1　至急で使用する物品を看護師から口頭で依頼された看護補助者が、サイズ違いの物品を持ってきてしまった。

事例の解説　必要な物品を口頭で依頼されたため正しい情報が伝わらず、規格違いの物品を運んでしまいました。診療材料は、同じ使用目的のものでも、素材や太さ・長さなど規格の異なる物品がたくさんありますので、物品の正式名称やサイズを確認する必要があります。

＊

事例2　手術に使用するために、通常は滅菌処理されたガーゼだけを注文しているが、物品管理担当職員が商品番号を誤り、未滅菌ガーゼを発注した。未滅菌ガーゼと滅菌済みガーゼは、包装の大きさや記載された文字の色がやや異なるが、使用前の点検で

間違いに気づかず、未滅菌ガーゼが手術に使用されていたことがわかった。

> 事例の解説　本来、滅菌された材料を使用しなければならない場面で未滅菌の材料や包装の破れた滅菌物を使用すると、感染を引き起こす可能性があります。

＊

事例3　患者さんの検査結果が記載された伝票を検査課から預かり、ナースステーションに運搬する途中で、ほかの入院患者さんに病室への案内を頼まれた。案内した病室にその伝票を置いたまま、放置してしまった。

> 事例の解説　検査伝票など患者氏名が記載された伝票や書類を、ほかの患者さんの病室に置き忘れたり、廊下に置いたままその場を離れたりすることは、個人情報の漏えいにつながりますので注意が必要です。

＊

事例4　病棟内の検体置き場に出された検体は、10時と14時に看護補助者が回収して検査室に提出することになっていた。14時の検体回収は終了していたが、看護師は回収がまだだと思い検体置き場に検体を提出した。翌日、医師から検査結果の報告がないことを指摘され、看護師が検体置き場を確認すると、該当の検体が残っていた。

事例5　病理検査受付より、検査伝票だけあり検体が見当たらないとの連絡があった。検体搬送した看護補助者に確認すると、スタッフが不在だったので、そのまま受付付近に検体と伝票を置いたとの報告があった。病理検査室内を捜索したところ、検体受付窓口の近くに置かれている廃棄ボックスの中に検体が廃棄されていた。

> 事例の解説　事例4・事例5は、検査室への検体提出業務の中で発生したインシデントです。ほかにも、複数の患者さんの検体を運搬するときに、患者さんごとにセットされた検査伝票と検体が混在してしまうと、検体の取り違えが発生します。このようなインシデントが起こ

ると、必要な検査が実施されなかったり、違った結果が報告されたりして、患者さんの診断や治療に重大な影響を及ぼすおそれがあります。

＊

事例6 冷所保存の薬剤を薬局から病棟へ運んだが、看護師に報告しなかったので、常温で放置されていた。

事例の解説 薬の効果を保ち安全に使用するためには、薬剤ごとに決められた条件での保管が必要になります。なかには専用の冷蔵庫で保管すべき薬剤もあり、これらが常温で放置されると、薬剤効果などに影響を及ぼす可能性があります。

安全な遂行のためのポイント・留意点

【滅菌材料の管理】

- 滅菌された診療材料は、水に濡れると汚染され、滅菌物として使うことができなくなってしまいます。搬送に使うワゴンや収納棚が濡れていないか確認しましょう。
- 物品を補充する際には、使用期限、包装材料の状態（汚れや破れの有無）を確認しましょう。
- 搬送や補充をするときに誤って物品を床に落としてしまった場合は、汚染の可能性がありますので、病棟管理者に報告し対応を相談しましょう。

【物品の補充管理】

- 診療に必要な物品がいつでも使用できるように、保管されている診療材料や滅菌器材などが定数どおり補充されているか、定位置に収納されているか、確認しましょう。
- 物品補充の依頼の際には、発注者は正式名称やサイズをメモなどに記載し、受け手は内容を確認してから仕事を受けましょう。

【検体の取り扱い】
- 検体を検査部門に提出する際は、提出先のスタッフと一緒に提出検体を確認しましょう。
- 検体の落下・破損・こぼしなどがないよう、注意して運搬しましょう。
- 検体ごとに、正しい検査部門へ提出しましょう。

医療安全管理者／看護職のリーダーの皆さんへ

【検体の取り違え防止について】
- 患者さんごとに検体と伝票がそろっていないと、回収する際に検体が混在し、取り違えが発生する可能性があります。患者さんごとのケースやトレイなどを使って、検体と伝票が一対一で取り扱われるようにすることが必要です。

【確実な検体搬送について】
- 事例4のように、検体回収時間の認識の違いによって、検体が放置される事例が発生しています。検体提出場所での回収時間の表示や、検体回収が終了したことを知らせる札の運用など、検体回収時間を共有するしくみが大切です。
- 検体を搬送する過程で、検体を落下させたり、提出すべき検体がワゴンに放置されることがないよう、搬送に使われているワゴンの形態や検体の搬送方法についても確認しましょう。

よい取り組みの紹介

【検体搬送時の工夫】
- 定時の検体回収を実施した際には、検体置き場に「○○時の検体回収終了」と記載された札を掲示し、検体の回収状況がわかるようにしている。それ以外で検体提出が必要な場合は、看護補助者に直接依頼する運用をしている。
- 検体受付では、検査技師が受け取り、検査内容を確認後、受け取った検査技師と搬送担当者のサインを検査依頼表に記載する。
- 看護補助者が検体を搬送する際、複数の検体と伝票が混在しないよう、1患者1ファイルを原則に、検体と伝票をファスナー付きのファイルで運搬する。
- 提出先を間違わないように、検査室の場所と取り扱う検体の種類を記載した検査室マップを作成している。

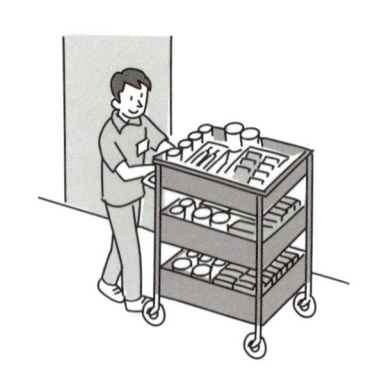

3 受付業務（受診等の受付・案内・電話連絡）

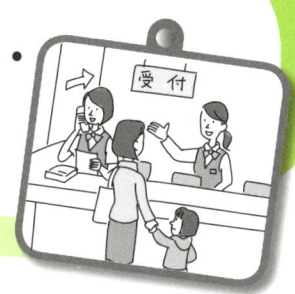

どんな業務？

受付窓口では、診察の受付をし、その際に診察券や健康保険証、診断書・同意書等の書類の受け渡しをします。見舞い客などの来院者受付業務を行っている病院もあります。

電話対応を行う業務としては、患者さんから検査や診察の予約を受け付けたり、逆に病院から患者さんへ入院期日が決まったことなどを連絡することがあります。入院患者さんへの連絡の取り次ぎを依頼されることもあります。

インシデント・アクシデント事例

事例1 診察券を持参していない患者Aさんを受け付けるとき、氏名のみで検索をし、同姓同名の別の患者Bさんで受け付けたため、患者BさんのIDで検査や診察が行われた。後日、生年月日が異なると保険者から指摘があった。

> **事例の解説** 事例1のような同姓同名の場合だけでなく、類似氏名の患者さんを間違えて、検査や診察を受け付けてしまうインシデントが発生しています。違う患者さんの情報をもとに診療が行われてしまうので、検査や診察の内容によっては、患者さんに重大な傷害を与えてしまいます。また、診察券や診断書を違う相手に渡してしまうと、個人情報の漏えいとなります。

事例2 近親者や知人に入院を知られたくないと、病院に「面会拒否の申請」をしていた患者さんの見舞い客が、入退院窓口で病室をたずねた。受付の事務スタッフが電子カルテ内の「面会拒否リスト」を見間違えて病室を教えたため、見舞い客が病室に直接行ってしまった。

事例3 受付業務の中で知人が受診していることを知り、来院して待合室に座っていた患者さん（その知人）を見かけて声をかけたことが、患者さんからの苦情となった。

事例の解説 事例2・事例3のほか、患者さんの了解を得ずに家族・知人等に情報を伝えてしまうという事例が発生することもあります。「個人情報保護」（p.26参照）に反し、プライバシーを損なうインシデントですので注意が必要です。

＊

事例4 受付後の患者さんが、外来トイレで体調が悪くなり動けなくなった。外来の呼び出しに応じないので帰宅したのだろうと思っていたら、数時間後に外来受付から離れたトイレの個室で発見された。

事例の解説 患者さんがトイレ個室内で動けなくなるケースがあります。本人が緊急通報ボタンを押せない場合、職員が患者さんの異常に気づくことができず対応が遅れてしまいます。また、トイレの個室内にいることに気づいた職員が、個室の鍵を外から開けることができず、救出が遅れて死亡につながった事例も発生しています。

＊

事例5 外来診察室へ行くために、1階から2階へ杖を持ってエスカレーターに乗った患者さんが、バランスを崩して転落した。通りかかった事務スタッフが、顔面から出血し床に倒れているところを発見し、2階の外来に行って看護師を探して知らせた。

事例の解説 事例5のように、来院した患者さんが転倒してケガをする事例が発生しています。医療専門職ではないスタッフが倒れている人を発見したとき、訓練されていないと戸惑ってすぐに対応できない

場合があります。

＊

事例6 外来の事務スタッフが、「具合がよくないので、受診予約日より前だが、今日来院したい」という電話を受けた。事務スタッフは、患者さんの意向を外来中の医師に伝えたが、医師はすぐに診察すべき状態と思わず、「本日は外来が立て込んでいるので、予約日に来院するように」と伝えた。そのため患者さんは受診しなかったが、夜になって症状が悪化し、救急車で来院することになった。

事例の解説 通常の診察・検査の予約や、予約変更の電話対応は事務スタッフなどが行うことが多いですが、事例6のように、患者さんの容態にかかわる電話を受けた場合には、症状について医療的な判断のできる看護師などと患者さんが直接話ができるように取り次ぐ必要があります。

安全な遂行のためのポイント・留意点

【書類等の患者誤認防止】
- 書類の受け渡し時には、記載された氏名を患者さんや家族に見てもらって一緒に確認します。
- 「○○さんですか？」とたずねて「ハイ」と返事があったとしても、確実に患者確認ができたとはいえません。自分の名前が呼ばれると予測している場面では、自分の名前と聞き違える可能性があります。氏名を言うことのできる患者さんには、患者さん自身にフルネームを名乗ってもらい、書類やパソコン画面の氏名と照合します。

【転倒予防】
- 受付や待合室の床に水濡れがないか、通り道に物が放置されていないかに気を配りましょう。床の水濡れを発見したらすぐにふき取りま

す。水濡れが起きやすい場所には、すぐに拭くことができるよう近くにモップなどを常備するとよいでしょう。

【急変対応】
- 病状が急に悪化したり倒れたりしている患者さんを発見したら、その場を離れず、大声で人を呼ぶことが基本です。
- AEDが設置されている場所を確認し、急変した患者さんを発見した際の対応について、AEDの使い方の実技も含めて学ぶ機会をもちましょう。
- 病院で緊急コールのしくみがあれば、決められたコールのかけ方で依頼する模擬訓練なども行っておくと、いざというときに落ち着いて対応できます。
- 受付の担当者は、長時間待っている人に声をかけるなど、待合室の患者さんや家族の状態に注意を払いましょう。
- トイレの個室を外から開けられるかを確認しましょう。外から開けるための鍵があるトイレについては、その置き場所を職員の誰もが知っておく必要があります。

医療安全管理者／看護職のリーダーの皆さんへ

- 入院していることを知られたくない患者さんかどうかを調べるためのリストをわかりやすくしましょう。面会(見舞い)を希望しないと申請している患者さんの情報は、案内受付では表示されないシステムに変更するのも一案です。

よい取り組みの紹介

【患者の捜索】
- 事例4が発生した病院では、そのインシデント後に、外来患者行方不明時の館内放送・捜索手順マニュアルを作成した。マニュアルでは、外来のトイレなど職員の目が届きにくい場所を捜索する担当部署も決めている。

【エスカレーター事故】
- エスカレーターでの転倒事故が発生した病院では、エスカレーターの動く速度を遅くするとともに、エスカレーターの乗り口で利用者に注意を促すためのボランティアを決まった時間に配置し、それ以外の時間にはエスカレーターを停止させるなどの対策を立てた。
- 点滴スタンドなどを持ったままエスカレーターに乗る患者さんがいた病院では、点滴スタンドに「エレベーターを利用してください」という注意書きを貼ることにした。

【急変対応】
- 医療専門職だけでなくすべての職員がBLS（一次救命処置）の研修を受講できるよう、年間を通して定期的に研修会を開催している。BLSの受講者のリストを作成して、受講もれがないように工夫している。

【患者対応】
- クリニックの外来受付で、患者さんとの対応で困ったことなど、日々のちょっとした事象をタイムリーに記録する「患者クレーム管理台帳」を使用している。それをもとに対応策をスタッフで話し合って検討し、場面ごとに、基本的な対応方法と具体的な台詞の例が書かれた「統一対応マニュアル」を作成した。これによって、患者さんへの問い合わせなどに、スタッフが誰でも同じように対応できるようになった[1]。

引用文献

1) 新井良和（2012）：対応に困る患者事例と当院の取組み, 医療法人社団美心会黒沢病院附属ヘルスパーククリニック, 保険診療, 2012年2月号.

part 5
部署間・職種間の連携

① 安全に業務を行うための情報共有
② 職員間の連携のためのコミュニケーションスキル
③ 業務改善のためのカンファレンスのもち方

1 安全に業務を行うための情報共有

　複数の人が患者さんのケアにかかわっている医療現場では、メンバー間の情報共有が大変重要です。職員一人ひとりが適切に仕事をしようと心がけていても、間違った情報を伝えられてしまったり、必要な情報を受け取ることができていない状況では、安全なケアが提供できません。このような、情報の伝達がうまくいかないことを「コミュニケーションエラー」と呼びます。

　次に挙げるのは、いずれもスタッフ間や部署間のコミュニケーションエラーによって、情報共有ができていなかったために生じた事例です。

　それぞれの業務におけるリスクを解説した **part2〜4** でも類似の事例を紹介しましたが、ここでは、特に職種や部署を超えた情報の共有という視点で事例をみてみましょう。

事例1　個室の患者さんが MRSA に感染しているという情報が清掃スタッフに伝えられていなかったので、防護の対応をしないで通常の清掃をしてしまった。

事例2　急な検査のために食事が中止となったという情報が配膳担当者に伝えられなかったために、配膳担当者が配膳車に載っていた昼食を配膳し、患者さんが食べてしまった。

事例3　入浴予定の患者さんが発熱したため、看護師が医師と相談して入浴を中止することにした。看護師は「○○さんは熱が37.5度あります」と看護補助者に伝えたが、入浴を中止するとは言

わなかった。そのため看護補助者は、注意して入浴させればよいだろうと考え、患者さんも入浴を希望したので入浴させた。

事例4 氏名で呼び出さないよう病院に要望していた患者さんについて、電子カルテ上の表示がわかりにくかったため、外来の事務スタッフがその表示に気づかず、返却し忘れた診察券を渡そうと氏名でアナウンスしてしまった。

事例5 病棟の事務スタッフが、患者さんに「ちょっと屋上まで散歩してくるから」と言われたが、それを担当看護師に伝えるのを忘れて休憩に出かけた。血糖測定のために訪室した看護師が患者さんの不在に気がつき院内を捜索することになった。

事例6 看護師から「放射線に連れて行ってください」と言われて、看護補助者が車椅子の患者さんを2階の放射線検査室に連れて行ったが、放射線科の受付で検査の予定がないことがわかった。1階の放射線治療外来に連れて行くべき患者さんだった。

情報共有のしくみづくり

　上に挙げたような事例が起きたら、皆さんはどう考えますか？「看護師がはっきり伝えないのが悪い」とか、「事務スタッフは注意深く電子カルテを見なければいけない」と思う人もいるでしょう。確かに一人ひとりが意識して丁寧に情報を伝え合おうと心がけることは重要です。しかし、多職種の多数の人が、仕事を分担したり交替したりして業務を行う医療現場では、"個人の心がけ"だけでは、コミュニケーションエラーを防ぐことはできません。

　このような事例が起きたら、各部署で職種を超えて話し合い、みんなが情報を共有しやすいしくみがつくれないかを検討しましょう。

　多くのスタッフが共有すべき情報は、見れば誰でもすぐわかるように表示を工夫することが必要です。【事例1】の場合は、たとえば、清掃の仕方を各部屋の入り口にわかりやすく表示することが考えられます。ただし、多くの人の目に入る表示となるので、表現には配慮をするとと

もに、その意味や必要性を患者さんやご家族にも説明しておく必要があります。

【事例4】の場合は、その情報は書かれていたものの、気づきにくい状態だったということです。電子カルテ上の表示方法の工夫で問題を改善できます。電子カルテが導入されている医療機関では、電子カルテのメンテナンスをしている部署や電子カルテ上の課題を話し合う委員会などがあるはずですから、そこに相談してもよいかもしれません。

【事例6】のように、違う場所に患者さんを搬送してしまったり、別の場所に物品などを運んでしまうことも医療現場では起こりがちです。みんなが間違いなく場所を認識できるよう、共通の呼び名をつけた院内マップを作成し、電話の近くに貼っておくなどのしくみも役立つでしょう。

メモを有効に活用する

伝えたいことは口頭での伝達だけに頼らず、メモなどに書くと正確さが増します。ほかのスタッフに伝えるべき内容は、必ずメモにすることを習慣にしましょう。【事例5】のような場合も、患者さんの伝言をメモに残すことが重要です。また、すぐに担当看護師に伝えられない場合もあるので、伝言メモを所定の場所に貼っておくなどのルールを決めるとよいでしょう。

【事例3】のような場合は、まずは、伝える側が、「○○△△さんは熱が37.5度あります。そのため〜〜してください。また、〜〜に気をつけてください」と明確に伝えることが必要です。伝えられた側も、それをメモに取り復唱しましょう。文字で書くことで、あいまいな情報が明確になります。

【事例6】の場合も、同様にメモが有効です。検査室や外来などから呼び出されて、病棟の患者さんを搬送する場合、患者氏名、行き先などチェックすべき項目が多いので、必要な項目が印刷された搬送専用のメモ用紙（図6）を作って運用し、効果を上げている病院もあります。

図6　呼び出しメモの例（A6サイズ）

患者ID		号室
患者氏名		
場所	□入院（入院案内・救急・外来　　　）	
	□手術　　　　　　□透析	
	□X-P　　□CT　　□MRI	
	□外来 （　　　　　　　　　　　　）	
	□検査 （　　　　　　　　　　　　）	
移動法法	□歩行　　□車椅子　　□ベッド	
その他	□点滴棒　　□酸素	

（富士宮市立病院）

ベッドサイドの手がかり

　患者さんのベッドサイドに必要な情報を表示することも、情報共有のための一つの効果的な対策です。皆さんの病院でも「禁食札」や「延食札」を使用しているかもしれません（図7）。

　食事をしてはいけないことを事前に患者さんに説明しておいても、うっかり忘れてしまうこともあります。「禁食札」や「延食札」のような目に見える「手がかり」をベッドサイドに置くことで、誰が配膳しても間違いに気づくことができますし、患者さんや家族との間で、今は食事をしてはいけない状態であるという情報を共有するのに大変役立ちます。

　【事例2】でも、看護師が患者さんに検査の説明をするときに、禁食

図7 禁食札と延食札の例

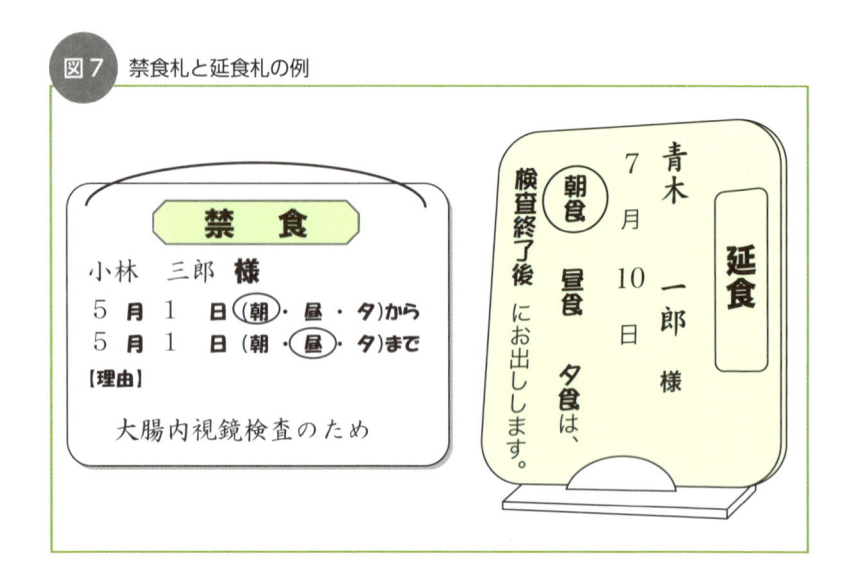

であることを説明するとともに決まった位置に「禁食札」を立て、配膳スタッフも配膳時に必ずそれを確認するというルールがあれば、誤配膳を防ぐことができます。

ただし、表示するとか手がかりを置くといった方法は、みんながルールをきちんと守らないと事故防止効果が薄れてしまいます。「急いでいるから札は後で立てよう」「みんなわかっているから札を置かなくても大丈夫」などと、ルールどおりに行わない人がいると、結局信用のできない情報となってしまうからです。<u>ルールをつくるときは、かかわる職種や部門の人たちが十分話し合って意義を理解したうえで、実施する人がやりやすい方法を決めましょう。</u>

配膳前の短い打ち合わせ

ある病院では、食前薬の投与忘れや食前の血糖測定をしないまま配膳してしまう事例が生じていたため、確認行為や情報共有を確実に行うた

めの「短い打ち合わせ」を配膳前にすることにしました[1]。リーダー看護師と配膳にかかわる看護師、看護補助者が配膳直前に全員集まって、血糖測定やインスリン注射が終わっているか、食事介助が必要な患者さんや延食の患者さんは誰かなどを、電子カルテを見ながら一緒に確認します。

　この病院では、それを「配膳前タイムアウト」と呼んでいて、これを実施するようになってから、食前の血糖測定もれや食前薬の投与忘れの事例が目に見えて減ったということです。

患者さんや家族とも情報共有を

　医療安全のために医療スタッフ間で情報共有すべきことの中には、患者さんや家族にも知っておいてもらうほうがよいことが少なくありません。先に述べたように「禁食札」や「延食札」は、患者さんにも情報を共有してもらうのに役立ちます。また、なぜ札を立てているのか、その意味を理解してもらうことが必要です。そうしないと、床頭台に置かれた「禁食札」「延食札」を邪魔だと思って家族がどこかに片づけてしまうかもしれません。

　また、食事が配膳されたら、食札に自分の名前が書かれているかどうか患者さんに確認してもらうというのも、誤配膳事故防止の方法の一つです。そのためには、食札が、読みやすい大きさの字でわかりやすく書かれていることが大切です。食札の表記や内容を検討する場に提案してみましょう。

引用文献

1) 島崎信夫（2014）：適切な血糖管理と安全な配膳のための「配膳前のタイムアウト」の実施，患者安全推進ジャーナル，No.36，p.71-73.

② 職員間の連携のための コミュニケーションスキル

　医療現場では、適切に報告したり相談したりすることが常に求められます。ですから、前項で述べた情報共有を適切に行うためのしくみづくりに加えて、各スタッフにも、伝えたいことを確実に伝えることのできるコミュニケーションのスキル（技術）が必要です。

　普段一緒に仕事をしているチーム内はもちろんですが、他職種や他部署のスタッフとの間では、「連絡内容がわかりにくく理解するのに時間がかかった」とか、「伝えたことが違う意味に受け取られていた」といったことが起こりがちです。また、指示された内容がよくわからなかった場合に、相手によっては質問しづらいと感じることもあるかもしれません。しかし、きちんと理解できず疑問が残るまま業務を行うのは大変危険です。

　安全のために、コミュニケーションの重要性を意識するとともに、うまく伝えるためのスキルを高めましょう。コミュニケーションは、スキルを意識して日々繰り返すことで上達します。

アサーティブなコミュニケーションのすすめ

　医療現場はチームで動いているので、単に内容が正確に伝わればよいというのではなく、お互いの「気持ち」にも配慮したコミュニケーションが必要です。自分の言いたいことを率直に、しかも相手にも配慮して

伝えることができれば、自分自身も気持ちよく仕事ができます。このようなコミュニケーションを、「アサーティブなコミュニケーション」と呼びます。

アサーティブは、日本語では「主張的な」となります。しかし、自己主張する、というと自分中心にわがままな主張をする、というイメージがあるので、「アサーティブなコミュニケーション」「アサーション」とそのまま覚えていただくほうがよいかもしれません。

人は、場面によっては、自分の言いたいことが率直に言えない状態になり、伝えることを諦めてしまったり、遠まわしに伝えようとしたりします。これを「非主張的なコミュニケーション」といいます。相手が自分より上の立場だと、人は非主張的になりがちです。

逆に、人は、相手の考えや気持ちを無視して、自分の言いたいことだけを強引に主張しようとすることもあり、これを「攻撃的コミュニケーション」といいます。相手に理解してもらおうと一所懸命主張したつもりが、相手からは攻撃的と受け取られることもあります。

仕事の場面では、非主張的でも攻撃的でもない、「アサーティブなコミュニケーション」ができると、ほかの人とよい関係を築きチームとして力を合わせやすくなります。

ここでは、医療安全に役立つ「アサーティブなコミュニケーション」のためのスキルをいくつか紹介します。

Ｉメッセージ

「Ｉメッセージ」（アイ・メッセージ）は、「私は〜〜と思う」というように、私（I）を主語にして伝えることです。私たちは、たとえば、「あなた（の考え）は間違っている」というように、「あなた」を主語にした「YOUメッセージ」を使いがちです。しかし、「YOUメッセージ」には、「間違っていると思う」という自分の意見を伝えるだけでなく、相手を非難する響きがあります。そのため、言われた人は自分や自分の

意見が否定されたと受け取ってしまいます。

　かといって、「それでいいんですか……」といったあいまいな表現や、自信のなさそうな表現では、「自分が思っていることを伝える」という目的を達成できません。「Ｉメッセージ」は、相手に配慮しつつ自分の考えを率直に伝えるスキルです。

　「(あなたは) なぜ確認しないのですか」と言うのではなく、「私は確認をしてから行ったほうがよいと思います」のように、日頃から、「Ｉ（私）」を主語にして伝えるように心がけてみましょう。

Two-Challenge Rule

　Two-Challenge Rule は、自分の伝えたことに対して相手からきちんとした返事がないときに、「相手に確かに聞こえたことがわかるまで、もう一度はっきりと声に出して伝える」というスキルです。

　相手から返事がなかったのは、相手に聞こえなかったのかもしれませんし、聞こえているのに機嫌を損ねて返事をしないのかもしれません。そのようなときにもう一度伝えることには誰しもためらいを覚えますが、「疑問があればもう一度言うこと」は安全のためのルールと考えましょう。「勇気を出して最低２回は言いましょう」という意味で、Two-Challenge Rule（２回チャレンジ〔主張〕ルール）と呼ばれています。

CUS

　誰かが間違ったことをしようとしていることに気づき、危険だと感じたら、それを言葉にして明確かつ冷静に伝えましょう、というスキルです。

　表10のような言葉を使って、まず①のように伝え、相手が行動を変えなければ②、③と伝えます。このスキルは、英単語の頭文字をとってCUS（カス）と名づけられています。

　たとえば、同僚が、水を多く含ませたモップで床を拭いていることに気づいた場面では次のように伝えます。

　C「モップの水が多く、床が濡れているのが気になります」
　U「患者さんが通りかかったときに滑って転倒しないか不安です」
　S「患者さんの安全にかかわるので、モップを強く絞って拭いてもらえませんか」

「本当にこれでいいのかな」「このまま見過ごすと危ない」と思ったときは、患者さんの安全を守るために、2回チャレンジルールやCUSを思い出して、相手にあなたの思っていることを伝えましょう。

表10 CUS

① C	I am Concerned	私は気がかりです
② U	I am Uncomfortable	私は不安です
③ S	This is a Safety issue	これは安全の問題です

SBAR

　医療の現場では、患者さんにいつもと違う状況が起きたときなど、その場にいない人に電話などで速やかに報告・相談をしなければならない場面が多くあります。また、患者さんや家族からの連絡を受け、管理者などに急いで報告するといった場面もあるでしょう。
　そのような報告や連絡が、難しいと感じることはありませんか？　報告・連絡をする立場で、次のような経験はないでしょうか？

□ 報告をしたほうがよいかどうか迷うことがある。
□ 緊急性をうまく伝えられなかった。
□ 上手に報告しないといけないと思うと緊張してしまう。
□ 指示を期待して報告をしたけれど、具体的な指示をもらえなかった。

SBARとは

　報告や連絡をするときには、SBAR（エスバー）という情報伝達のスキルが役立ちます。SBARとは、「状況：Situation」「背景：Background」「判断：Assessment」「提案：Recommendation」の4つの要素を、原則として省略しないで順番に伝えることです。4つの要素の英単語の頭文字をとって、SBARと呼ばれています（**図8**）。

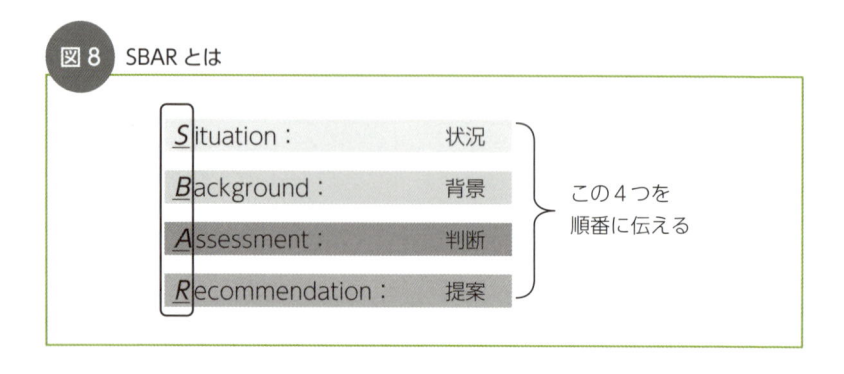

図8 SBARとは

Situation：	状況	
Background：	背景	この4つを順番に伝える
Assessment：	判断	
Recommendation：	提案	

SBARは、もともとアメリカ海軍の潜水艦の乗組員が、重要な情報を迅速に系統立てて伝達するツールとして用いられており、これをアメリカの医師が医療版として普及させました。

　SBARの各要素とその内容は**表11**のとおりです。SBARを用いて報告すると、必要な内容を簡潔・明瞭にもれなく伝えることができます。また、報告を受ける相手は、決まった順番で各要素の情報が伝えられるので、報告者と同じ枠組みをもちやすく、情報を理解しやすくなります。また、一般的な会話では、状況や背景を述べるだけで、判断（自分がどう思うか）や提案（どうしてほしいか）を省略してしまうことがありますが、それを最後まできちんと述べることがSBARによる伝達の重要なポイントです。

　なお、実際の場面では、**表11**のように、「状況：Situation」を伝える前に、「最初に」として、まず自分が名乗って相手を確認したうえで、報告や連絡の趣旨を簡潔に伝えるとよいでしょう。相手は話を聞くための心の準備ができて、話を受け止めやすくなります。

　2つの場面について、SBARを使って報告する例をみてみましょう。

表11 SBARの4つの要素と内容

最初に	報告・連絡の趣旨を伝える
状況： Situation	今、患者に何が起きているのかを簡潔に伝える
背景： Background	今の状況を理解するのに必要な情報を伝える
判断： Assessment	何が問題だと思うのか、自分の考えや判断したことを伝える
提案： Recommendation	どうしてほしいのか提案する どうしたらいいのか指示を受ける

場面A（皮膚の発赤）の報告

　看護補助者の鈴木さんは、患者の高橋ヒロ子さんの入浴を介助するため浴室に案内した。高橋さんは、糖尿病で内服治療をしている。鈴木さんは、高橋さんの脱衣を手伝っているとき、使い捨てカイロが2枚貼ってあることに気づいた。念のため皮膚の確認をすると、皮膚が暗赤色に変化していた。高橋さんに、痛みやかゆみがないか確認すると、「ちょっとかゆいような感じがするけれどよくわからない」と話した。カイロは下着の上から貼られており、昨晩の入浴後からずっと貼っていたとのことだった。

　この場面で、看護補助者の鈴木さんが担当看護師の佐々木さんにPHSで連絡するときのセリフ例をSBARで考えてみました（表12）。このように伝えると、連絡を受けた佐々木さんも患者さんの状況を理解しやすく、業務の優先度も考えながら的確な行動ができます。

表12　場面A（皮膚の発赤）の報告のセリフ例

最初に	看護助手の鈴木です。佐々木さんですか？　患者さんの状態についての相談です。
S：状況	病棟の浴室で、高橋ヒロ子さんの入浴の準備中ですが、使い捨てカイロを貼っていた腰の皮膚の色が変わっています。
B：背景	使い捨てカイロは、下着の上に貼ってありましたが、昨夜の入浴後からずっと貼っていたようです。軽いかゆみがあるようです。
A：判断	皮膚の色が悪くなっているので、入浴できるのかどうか、気がかりです。
R：提案	今浴室にいますので、来て皮膚の状態をみていただけませんか？

場面B（採血後のしびれ）の報告

　2日前に健康診断のため当クリニックを受診した清水オサムさんから、クリニック受付に電話があった。受付の事務スタッフの岩田さんが電話をとったところ、「健診での採血直後から採血部位に鈍い痛みがあった。その後も痛みが続き、今朝からしびれる感じが出てきたので受診をしたい」とのことであった。岩田さんは、医療職の対応が必要であると考え、清水さんに「看護師から折り返し連絡をさせていただきます。おそれ入りますが、連絡先のお電話番号を教えていただけますか」と伝え、連絡先を確認し電話をいったん切った。岩田さんは、すぐに健診担当の田中看護師に清水さんからの問い合わせの内容を報告し、対応してもらうことにした。

　表13は、この場面での事務スタッフから看護師への連絡時のセリフの例です。状況、背景、判断がわかりやすく伝えられたうえで何をしてほしいかが具体的に示されているので、報告を受けた看護師はすぐに患者さんに連絡することができます。

表13　場面B（採血後のしびれ）の報告のセリフ例

最初に	田中さんですか。受付担当の岩田です。健診を受けられた患者さんからの電話への対応のお願いです。
S：状況	2日前に受診された清水オサムさんが、採血後の鈍痛が続いているとのことです。
B：背景	採血後より、採血部位の鈍痛が続き軽減しないとのことです。今朝からしびれの症状も出てきたので受診を希望されています。
A：判断	医療職の判断が必要だと思いましたので、清水さんには、折り返し看護師から連絡することを伝えています。
R：提案	清水さんへの連絡をお願いします。 連絡先の電話番号は、○○-△△△△-□□□□です。

🍀 SBARの活用

　そのほかにも、医療現場では、相手に情報をうまく伝えられないと、相手から期待したような行動をとってもらえない、といった場面があります。

　たとえば外来の事務スタッフが、患者さんから、「2週間前に依頼していた診断書がまだ届かず、職場への提出期限が迫っているので、今日中に診断書をもらいたい」という電話を受けたとします。担当医師に依頼しなければなりませんが、医師は外来中です。要件を、簡潔に、しかもわかりやすく伝えなければ、「外来中だから、診断書のことなら後で……」などと言われて、診断書の依頼ができないかもしれません。このようなときにSBARを使ってみましょう。

　学習用のDVD[※]も提供されていますので、まずはSBARを理解したうえで、日常のちょっとした場面でもSBARを使ってみましょう。

　事前にS、B、A、Rの4つの項目の要点をメモしてから電話をかけると、落ち着いて報告することができます。また、ミーティングの時間などを利用して、実際に報告が難しかった場面について、グループでSBARを用いたセリフを考える機会をつくるのもよいでしょう。報告を受ける立場のスタッフにも参加してもらい、「こんなふうに報告してもらうとわかりやすい」などの意見を聞くとさらによいでしょう。

※東京海上日動メディカルサービス株式会社（2011）：SBAR〜報告・連絡のためのコミュニケーションツール【DVD】．https://www.tms-hsp.net/

3 業務改善のための
カンファレンスのもち方

　Part2〜4で、さまざまな業務に潜むリスクと、その回避について考えてきました。医療現場では、複数のスタッフが協力して業務を行っていますから、よりよいやり方へと改善するためには、現場でその業務にたずさわるスタッフがカンファレンスを開き、話し合って具体的に検討する必要があります。誰かがルールを決めて「このとおりやってください」と言われても、実際にはやりにくいかもしれませんし、納得のいかないルールでは守られなくなってしまいます。

　現場のスタッフが率直に話し合えるカンファレンスのもち方について考えてみましょう。職場では、代表者や責任者などによる会議も開かれていると思いますが、ここでおすすめしたいのは、部署のスタッフ全員が参加する話し合いです。内容によっては、複数の職種がかかわる業務もあるので、その場合は多職種でのカンファレンスが必要です。複数の職種のグループが合同で行ってもいいですし、たとえば看護補助者のカンファレンスに、テーマによってほかの職種の代表者にゲストとして参加してもらうということもできます。職種が違うと、モノの見方や発想が異なるので、幅広い視点での新鮮な改善策が生まれることも期待できます。

　なお、スタッフの「リスク感性」を高めるために、業務改善よりもさらに幅広いテーマ、たとえば報道された事故事例について自由な発想で

意見を出し合うカンファレンスをすることもできます※。

テーマの設定

　日々の業務の中で、「こうやったほうがスムーズに仕事ができるのに……」とか「この仕事は人によってやり方がバラバラなので間違いが起きそうだ」などと感じることがあれば、それをテーマにします。発生したインシデントを取り上げて、どうしたら再発防止ができるかをテーマにするのもよいでしょう。

日時の設定とメンバーの招集

　集まりやすい日時を設定し、該当するメンバーに知らせます。可能なら、「毎月第1水曜日の16時～16時30分」などと時間を設定しておくと、参加者が予定を立てやすくなります。1回の開催時間は、欲張らずに30～40分程度とするほうが長続きします。

事前準備

　短い時間でも効率よく、実践的な話ができるよう、担当者を決めて事前準備をするとよいでしょう。話し合う業務にかかわるマニュアルなども印刷して準備します。部署で起きたインシデントの対策について話し合うのなら、そのインシデントの状況をわかりやすく文章にまとめたり、インシデント発生時に使っていた物を持ってきたり、周辺の環境の写真や図面を準備するなどしましょう。たとえば、車椅子への移乗時に

※『自信がつく！医療安全 My Book』（日本看護協会出版会）p.121-138 を参照。

患者さんがフットレストでケガをしたというインシデントであれば、検討用に同じタイプの車椅子を準備します。

資料は、事前に各メンバーに配布して、目を通してきてもらうのもよいでしょう。

なお、部署で発生したインシデントについて話し合う場合、必ず、そのインシデントにかかわった人には、「業務を改善して再発を防止するため」というカンファレンスの趣旨を話し、事前に了解を得ておくことが重要です。

役割決め

参加メンバーの人数が多ければ、職種や経験年数の異なるメンバーが集まるように5〜6人ずつの小グループをつくります。グループメンバーの中に顔と名前が一致しない人が含まれていたら、最初に簡単な自己紹介をします。

次に、各グループで司会と書記の担当を決めましょう。やりたい人が司会や書記をやるという方法もありますが、どうしても経験年数や役職が上の人がいつも司会役をして進行してしまう、といったことが起こりがちです。みんながさまざまな役割を経験できるように、毎回じゃんけんやくじ引き、あるいは、「誕生日が、今日に一番近い人に司会者になってもらいます」などという決め方もよいですね。

趣旨の確認

司会者などからカンファレンスの趣旨を改めて伝えます。特に、インシデント事例について検討するときは、必ず、「この話し合いは、決して誰が悪いと責任を追及する場ではなく、前向きに業務改善をするための場である」ということを言葉にして確認します。どんなインシデント

でも、それについて触れるのは当事者にとっては心の負担となることです。「みんなもうわかっているから」などと考えて、この確認を省略しないように注意します。

司会進行

　司会者は、みんなが発言できるように配慮して話し合いを進めます。書記の担当者は話し合いに参加しながらメモをとりましょう。

　30分程度の話し合いでは結論が出ないこともあると思いますが、長続きをさせるためには、予定時刻を延長しないことも重要です。書記のメモをもとに「今日の話し合いでは、ここまで話し合えた」ということを確認したら、続きをいつ検討するかを決めて終了しましょう。

よい取り組みの紹介

　ある病院では、何度か、看護補助者による移送業務での患者誤認事例が発生していました。そこで、安全担当の看護師が事例の経過をまとめた資料を作成して、看護補助者も参加する医療安全カンファレンスで現状を分析しました。

　すると、看護補助者が、部署流・自己流に移送業務を実施し、患者さんの名前を確認していないことや、患者誤認が発生したときの患者さんへの影響について理解が不足していることがわかりました。さらに、以前に使用を決めた「呼び出しメモ」（p.123参照）の活用が不徹底であることもわかりました。

　また、医療安全カンファレンスの場では、看護補助者に困っていることがないかを聞きました。すると、ネームバンドに印字された文字が小さいことや、装着の向きがバラバラなため、患者確認時に読みづらいことがわかりました。

　これらの結果を受けて、病院としてネームバンドの文字の改善を行いました。また、看護補助者対象の研修時に患者確認の重要性やルールを再確認するとともに、「呼び出しメモ」の使用の徹底を図りました。その結果、病院全体で患者移送にかかわる間違いを大幅に減らすことができました。

研修ツール

① 医療関係者の SNS 利用

② ベッドのすき間、大丈夫？

③ 湯たんぽによる熱傷注意!!

④ MRI 検査時の安全チェック

■ ここで紹介している「研修ツール」は、以下の URL から PDF ファイル をダウンロードできますので、ご活用ください。

http://jnapcdc.com/files/everysafe

研修ツール1

医療関係者のSNS利用

　SNSとはソーシャルネットワーキングサービス（social networking service）の略称で、パソコンやスマートフォン（スマホ）などでメッセージや写真・動画などをやり取りし、インターネット上の交流を図ることを目的としたサービスです。

　代表的なものに、Facebook（フェイスブック）、Twitter（ツイッター）、LINE（ライン）、mixi（ミクシィ）などがあり、広い意味ではブログも含まれます。家族との連絡や、趣味のグループの情報交換などで活用している人も多くおられると思います。

　しかし、医療機関の職員は、SNSを個人的に利用しているつもりでも、思いがけなく患者さんのプライバシーを侵害したり、個人情報を漏らしたり、勤務する病院や他の職員などの社会的評価を傷つけたりするおそれがあります。次の事例の問題点を考えてみましょう。

事例1 病院勤務のAさんが、自分の病院を退院する患者さんが友人だったので、スマホで記念写真を取り、後日、その写真をFacebookに投稿した。患者さんの許可は得なかったが、自分のFacebookは公開を制限する設定にしているので大丈夫と思っていた。ところが、写真を見た知人Bさんが、自分のFacebookにその写真を載せてしまったため、不特定多数が閲覧可能な状態になってしまった。

　SNSは、公開する設定になっていると、不特定多数から閲覧可能となります。また、友人しか見られない状態に設定しているつもりでも、設定ミスをしたり、グループの他のメンバーが公開してしまったりする可能性があります。

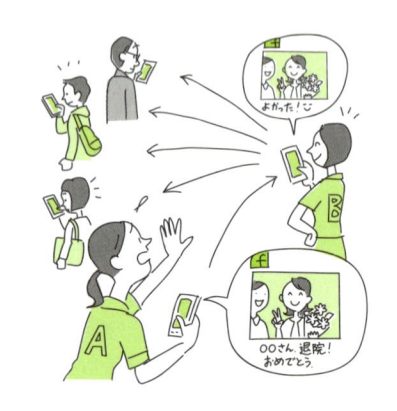

事例2 病院勤務のスタッフが、「私が勤めている病院のロビーでタレントの○○を見かけた」とTwitterでつぶやいた。ニックネームで投稿し、病院名も書かなかったが、以前に投稿した内容から住んでいる地域や勤務先が推定され、Twitterで情報が拡散してしまった。

事例3 病院勤務のスタッフが、「やっと、帰宅。今日は認知症の患者さんの捜索で大変だった。疲れました～」とSNSに書き込んだ。匿名なので問題がないと思っていたが、後日、あまり付き合いのない人から、「あなたの病院で患者さんが行方不明になったんですって？」とたずねられた。

> ❗ SNSでは、匿名で投稿しても、複数の情報から、所属や氏名が特定されてしまうおそれがあります。

> 医療機関で働く人は、仕事にかかわること、仕事上で知ったこと、患者さんやその家族に関することは、匿名、実名にかかわらず、SNSに書き込んではいけません。

SNSの利用について気になることがあったら、職場で話し合ってみよう！

研修ツール2

ベッドのすき間、大丈夫？

~病棟で使っているベッドのすき間を確認して、
安全のために必要な対応策を考えよう~

① 2009年に医療・介護ベッドのJIS規格が変更に！

　ベッド本体や附属品とのすき間によって生じる事故を未然に防ぐため、次のような規定に改正されました。

- 「サイドレールとサイドレール」「サイドレールとボード」のすき間は、直径6cmのものが入り込まないこと、または、23.5cm以上のサイズになっていること
- サイドレール内の空間は、直径12cmのものが通らないサイズになっていること

②すき間をなくす工夫
- ベッド専用の附属品で対応する
- まくら、クッション、毛布などを使ってすきまをなくす

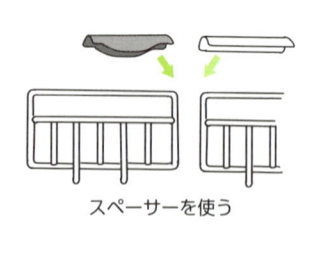

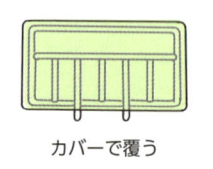

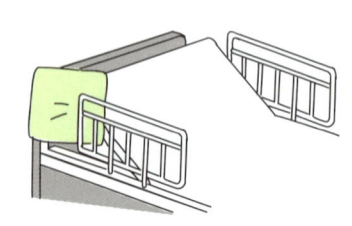

スペーサーを使う

カバーで覆う

枕やクッションですき間をうめる

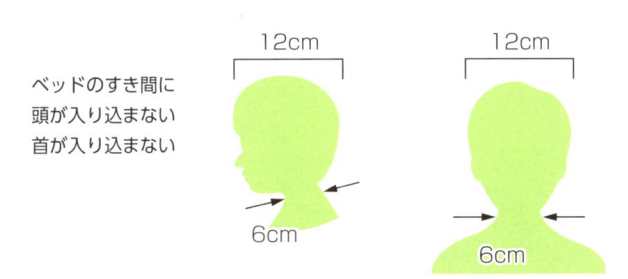

ベッドのすき間に
頭が入り込まない
首が入り込まない

12cm　　　12cm
6cm　　　6cm

チェックポイント

- ☐ ベッドにどのようなすき間があるか、確認しよう！
  - 外から見るだけでなく、ベッドに寝た状態ですき間を確認しよう
- ☐ すき間の大きさをスケールで測定してみよう！
  - 「サイドレールとサイドレール」「サイドレールとボード」の間に6 cm〜23.5 cmのすき間はないか？
  - 「サイドレール内」に直径12 cmのものが入るすき間はないか？
- ☐ すき間を埋めるための対策を考えよう！

患者さんがどのような状態のときに、
ベッドのすき間にはさまれる可能性があるのか、
話し合ってみよう！

研修ツール3

湯たんぽによる熱傷注意！！

事例 麻痺のある患者さんをギャッチアップして、膝の下に枕を入れた。下肢の冷感があり、湯たんぽを15cm離して置いた。2時間後に訪室すると身体がずり下がり、かかとが湯たんぽに密着していたため、低温やけどになった。

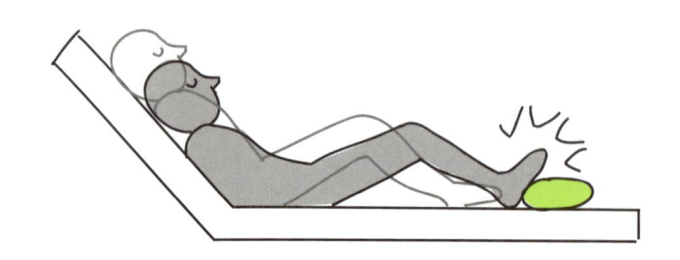

チェックポイント

- ☐ 「熱いと感じられない」「伝えられない」「自分で動けない」患者さんは要注意！
  - 意識障害、神経障害、麻痺がある患者さんや、眠剤などを使用している患者さん
  - 高齢の患者さん、乳幼児の患者さん
  - 運動機能障害がある患者さん
- ☐ 体位交換やベッドのギャッチアップ時は要確認！

患者さんの状態や低温やけどのリスクについて話し合ってみよう！

研修ツール 4

MRI 検査時の安全チェック

事例 酸素吸入中の患者さんを MRI 検査室に搬送したスタッフが、入室時に患者さんが金属製品を身につけていないかを確認した。診療放射線技師が、ストレッチャーを MRI のそばまで移動させたところ、酸素ボンベが飛び出し、MRI ガントリに吸着した。ボンベが飛んだときに危うく患者さんに当たるところであった。診療放射線技師は、酸素ボンベを MRI 専用のものと思い込んでいた。

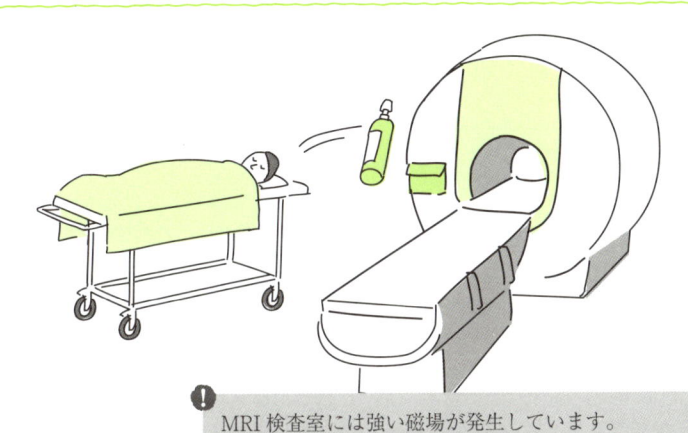

MRI 検査室には強い磁場が発生しています。
磁性体（金属）などを誤って持ち込むと、大変危険です。

チェックポイント

- ☐ 入室前に患者さんが身につけているものの確認が済んでいるか？
- ☐ 搬送用のストレッチャーや車椅子、点滴スタンドやポンプは、MRI 対応のものか？
  - MRI 対応とそうでないものとの区別についても知っておこう
- ☐ 搬送するスタッフ自身が、金属製品（はさみやヘアピンなど）を身につけていないか？

MRI 検査室への搬送にかかわるリスクについて話し合ってみよう！

索引

数字・欧文

5S	13
CUS	129
FAX の誤送信対策	29
I'm safe	39
I メッセージ	127
MRI 検査時の安全	145
PTP シート	79, 83
SBAR	130
SNS での話題	30
Two-Challenge Rule	128
YOU メッセージ	127

あ行

アサーティブ	126
アレルギーの患者さんへの対応	82
安全な履き物	99
案内	113
移送	91
移動・移送・体位交換時の配慮	86
医療安全管理体制	4
医療安全研修	33
医療安全について学ぶ	2
医療・介護ベッド安全普及協議会	59
医療過誤	6
医療関係者の SNS 利用	140
医療看護支援ピクトグラム	89
医療行為	18
医療事故	5, 6
医療専門職でなくても可能な業務	18
医療廃棄物の取り扱い	51
医療法	4
医療用ガスの取り扱い	97
インシデント報告	5, 8
受付業務	113
エスカレーター事故	117
エラーの種類	10
エラーの要因	13
延食札	124

か行

環境整備	50, 70, 89
患者誤認	115
患者さんの状態に合わせた援助	68
患者さんの状態を把握する	74
患者情報の共有	76
患者対応	117
患者の捜索	117
感染対策	50, 52, 58, 87
カンファレンス	135
機械浴	72
急変対応	116, 117
教育体制	19
業務改善	135
業務の明文化と周知	17
禁食札	124
車椅子への移乗と移送	94
車椅子の点検項目	96
研修開催の工夫	35
検体の取り扱い	111
検体の取り違え防止	111
検体搬送	111
個人情報	27
個人情報の紛失	30
個人情報保護に関する誓約書	32

個人防護具	49	清潔ケア実施時の留意点	69
誤配膳の防止	80, 82, 83	清拭	66
コミュニケーション	20, 58, 87	清掃	48
コミュニケーションエラー	120	整頓	48
コミュニケーションスキル	126	洗髪	66
		装着物や挿入物がある患者さん	95
		足浴	66

さ行

再発防止対策の見直し	24		
下がり壁	92		
シーツ交換	55		
実施計画シート	24		
シミュレーション	36		
シャワー浴	72		
周囲の環境に関する配慮	57		
羞恥心への配慮	88		
受診等の受付	113		
手浴	66		
情報共有	58, 87, 89, 120		
情報の照合	106		
情報の取り込み	106		
食事介助	77, 82		
食事の準備・介助・下膳	80		
書類・伝票・データの作成および管理	104		
心身の健康管理	38		
身体の清潔	66, 72		
診療材料・検体関係の業務	108		
スタンダードプリコーション	50, 52		
ストレスをためない工夫	40		
ストレッチャーやベッドの点検項目	96		
ストレッチャーやベッドへの移乗と移送	94		
すべてのスタッフ	3, 42		
スリップ	10, 11		

た行

第三者提供の例外事項	27
チーム医療の推進	16
チームステップス	38
適温と感じる湯温	71
転記・入力	106
電子カルテのログ管理	32
転倒予防	115
電話連絡	113

な行

日本医療ガス学会	97
入浴	72
入浴後の観察と援助	76
入浴・シャワー浴での観察と援助	75
入浴前の観察と援助	75
入浴中の観察と援助	76
熱傷予防	70

は行

排泄介助	84
配膳時の患者確認	83
配膳車の移動	81

147

配膳前打ち合わせ	24	湯温の確認と調整	69
針刺しや切創	52, 54	湯たんぽによる熱傷	144
備品の管理	52	指差し呼称	12, 106
ヒヤリ・ハット報告	5	腰痛予防	58, 88
評価	24	浴室設備と使用方法の確認	74
標準予防策	50, 52	呼び出しメモ	123, 138
福祉用具	87	予防接種	39
物品の補充管理	110		
ベッドのすき間	61, 142	**ら行**	
ベッドメイキング	55	リスク感性	135
放射性医薬品	87	リネン管理	55, 59
補助スタッフ	16, 42	リラクゼーション	71
		ルール／マニュアルづくり	22
ま行		労働者災害補償保険	54
ミステイク	10, 11		
見守り体制	76	**わ行**	
滅菌材料の管理	110	ワーク型研修	37
や行			
役割分担の考え方	16		

おわりに

　筆者である私たち東京海上日動メディカルサービス株式会社メディカルリスクマネジメント室は、15年ほど前から、病院の医療安全研修の講師を務めたり、安全担当の方からのご相談に応じたりといった形で、現場の医療安全のお手伝いをさせていただいています。

　その中で、職種が多いことに加え、委託や派遣、パートなど、さまざまな雇用形態の職員が働く医療現場では、医療安全の知識や意識を共有することが難しいという声を何度も耳にしてきました。

　そこで、2009年に「委託職員向けの医療安全ポケットマニュアル」（通称；安全ポケット）を作成し印刷用のデータを無償で提供したところ、200以上の医療機関にお申し込みをいただきました。委託職員はもちろん、さまざまな職種、立場の職員の教育に活用されていることから、医療現場では誰にとってもわかりやすく実践に役立つ教材が求められている現状を知り、このたび本書を作成することとなりました。

　本書によって、医療機関に勤務するすべての方々に「医療安全の基礎知識」と「安全に業務を行うためのポイント」を学んでいただき、読んでくださった一人ひとりの方が医療安全の取り組みの主役となられることを願っています。

　本書の作成にあたり、富士宮市立病院の皆さんには貴重な情報提供をいただきました。また、元厚生労働省訟務専門官の鹿内清三先生には弊社顧問として本書の内容にも法律の視点からの助言をいただきました。記して感謝します。

　　　　　　　2015年6月　東京海上日動メディカルサービス株式会社
　　　　　　　　　　　　　メディカルリスクマネジメント室　一同

病院で働く
みんなの医療安全

2015年7月25日　第1版第1刷発行　　　　　　　　　〈検印省略〉

著者	東京海上日動メディカルサービス株式会社
	メディカルリスクマネジメント室
発行	株式会社 日本看護協会出版会
	〒150-0001　東京都渋谷区神宮前5-8-2　日本看護協会ビル4階
	〈注文・問合せ／書店窓口〉TEL / 0436-23-3271　FAX / 0436-23-3272
	〈編集〉TEL / 03-5319-7171
	http://www.jnapc.co.jp
イラスト	関根庸子
装丁・印刷	三報社印刷株式会社

●本書の一部または全部を許可なく複写・複製することは著作権・出版権の侵害になりますのでご注意ください。
©2015　Printed in Japan　　　　　　　　　　　　　　ISBN978-4-8180-1918-8